D' Marie OLÉNOFF

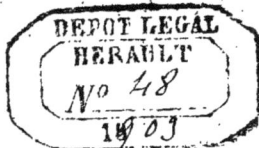

Essai sur l'Hérédité

DANS

La Maladie de Friedreich

MONTPELLIER

G. FIRMIN, MONTANE ET SICARDI

ESSAI

SUR

L'HÉRÉDITÉ

DANS

LA MALADIE DE FRIEDREICH

PAR

Mlle Marie OLÉNOFF

DOCTEUR EN MÉDECINE

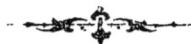

MONTPELLIER

IMPRIMERIE Gustave FIRMIN, MONTANE et SICARDI

Rue Ferdinand-Fabre et quai du Verdanson

—

1903

MEIS ET AMICIS

M. OLÉNOFF.

A MON PRÉSIDENT DE THÈSE

MONSIEUR LE PROFESSEUR MAIRET

DOYEN DE LA FACULTÉ DE MÉDECINE

M OLÉNOFF.

AVANT-PROPOS

Au moment d'accomplir notre dernier devoir scolaire, nous éprouvons le besoin de jeter un coup d'œil en arrière sur notre vie d'étudiante.

À nos parents, qui se sont imposé pour nous soutenir de lourds sacrifices; à nos oncles, qui ont suivi avec un soin attentif les étapes de notre instruction ; à nos frères, à nos cousins, dont l'amitié nous a été précieuse, nous vouons une grande et affectueuse reconnaissance.

Nous sommes heureuse d'exprimer notre hommage de sympathie à notre frère Michel, qui a bien voulu se charger des recherches bibliographiques russes et nous a donné une nouvelle preuve de son affection et de son attachement.

Nous remercions vivement tous les Maîtres qui nous ont dirigé au cours de nos études.

Nous adressons l'expression de toute notre gratitude à M. le professeur Mairet, pour l'honneur qu'il nous a fait en acceptant la présidence de notre thèse et pour l'enseignement que nous avons eu le bonheur de puiser à ses savantes leçons.

L'hérédité, dans les maladies nerveuses, est un problème qui nous a toujours captivée au cours de nos études médicales et qui nous avait paru attachant même avant et en dehors de celles-ci.

Aussi, avons-nous saisi avec empressement l'occasion qui nous a été fournie lorsque, sur notre demande, M. Ardin-Delteil, médecin-adjoint de l'asile des Aliénés, chef de clinique médicale, nous a proposé de consacrer notre thèse inaugurale à l'éclaircissement du problème de l'hérédité dans la maladie de Friedreich. C'est lui qui a tracé le cadre de notre travail et en a établi les limites, c'est lui encore qui nous a guidée dans son accomplissement ; notre reconnaissance lui est acquise et nous sommes sincèrement heureuse de pouvoir l'en assurer ici.

L'étiologie de la maladie de Friedreich, dans laquelle les notions d'hérédité et de maladie familiale occupent une place assez importante, nous a paru se dégager avec bien peu de netteté de la lecture qu'il nous a été donné d'en faire dans les auteurs classiques. Quelques allégations vagues et peu précises, parfois même contradictoires, c'est tout ce que l'on peut relever.

Ainsi, Dieulafoy ne lui consacre que quelques lignes :

«La maladie de Friedreich, dit-il, est *familiale*, c'est-à-dire qu'elle atteint plusieurs enfants d'une même famille ; elle est également héréditaire : voilà pourquoi Friedreich l'avait d'abord surnommée *alaxie héréditaire ;* toutefois les deux conditions ne sont pas absolues. La maladie débute dès l'enfance, avant 14 ans, dans les deux tiers des cas (Soca), et dans une même famille, l'âge auquel débute la maladie est le même pour chacun des membres qui sont atteints.»

Paul Blocq, dans le *Manuel de Médecine* de Debove et Achard, consacre au même sujet les lignes suivantes (T. III, p. 594) :

« Les influences du *sexe* paraissent avoir peu d'importance ; on compte toutefois plus d'hommes que de femmes. Il n'en est pas de même de celles de l'*âge :* la maladie de Friedreich est, par essence, une maladie de l'*enfance,* et qui, dans la grande majorité des cas, se révèle entre six et quinze ans ; passé vingt ans, elle est tout à fait exceptionnelle. »

« Le facteur étiologique principal est l'*hérédité,* et la maladie de Friedreich appartient à cette classe de névropathies que l'on appelle des *maladies familiales*, c'est-à-dire qui frappent plusieurs membres d'une même famille. On en connaît des cas où, sur huit enfants, sept étaient atteints (Ormerod). M. Soca a fait observer que le début de la maladie a lieu à peu près au même âge pour les divers membres de la famille. Toutefois, l'hérédité *similaire* n'a guère été relevée que dans un ou deux cas au plus, et le plus souvent ce sont des maladies nerveuses diverses (vésanie, tabès, hystérie) que l'on trouve chez les parents. Le caractère familial n'est pas absolu, et il arrive fréquemment qu'un seul enfant est affecté sur plusieurs de la même famille. »

« Les causes dites *occasionnelles,* comme le traumatisme ou les maladies infectieuses, ne jouent ici qu'un rôle très effacé. »

Dans l'article le plus récent consacré à la maladie en question, par J. Déjerine et A. Thomas, dans le *Traité de médecine et de thérapeutique* de Brouardel, Gilbert et Girode (t. IX, p. 861), quelques précisions se font jour, mais toujours entourées de nombreuses obscurités, comme dans les articles précédents.

« La notion étiologique la mieux établie est que plusieurs membres de la même famille sont atteints, mais le fait n'est pas absolument constant (Ribel), d'où le nom d'*ataxie familiale* qui a été donné à cette affection par Féré, dénomination préférable à celle d'*ataxie héréditaire* (Friedreich), car, si l hérédité nerveuse ne fait jamais défaut, l'hérédité similaire est plus rare : l'individu étant atteint à un âge relativement peu avancé, est, en effet, plus ou moins inapte à la reproduction. L'hérédité similaire a été cependant signalée (Rütimeyer). »

« Chez les ascendants, on trouve une tare nerveuse, souvent l'alcoolisme ; par contre, la maladie de Friedreich ne semble pas devoir compter parmi les méfaits de la syphilis héréditaire. Dans un des cas de Philippe et Oberthür, le sujet était atteint de syphilis acquise. »

« C'est au moment de la puberté que se développent les premiers symptômes; mais, comme le début est lent et insidieux, il est logique d'admettre que la maladie fait son apparition quelques années auparavant. En effet, avant d'en arriver à lancer les jambes et à tituber, le malade a manifesté un peu d'hésitation ou d'incertitude dans la marche, quelque maladresse; il est tombé plusieurs fois sans raison appréciable, la fatigue survenait plus rapidement. Ce n'est que vers l'âge de quatorze ou de seize ans que les symptômes sont suffisamment accusés pour mettre sur la voie du diagnostic. Dans quelques cas, ils ne se sont manifestés que de dix-huit à vingt-cinq ans (Dreschfeld, Auscher, Gowbers, Bonnus, Philippe et Oberthür). »

Combes, dans sa thèse toute récente (Montpellier, 1902, p. 47), précisait encore davantage que les auteurs précédents le sens de l'hérédité dans la maladie de Friedreich :

« Par hérédité, dit-il entre autres, il ne faut pas entendre ici une *hérédité strictement similaire,* en ce sens que rarement les parents présentaient eux-mêmes la maladie de Friedreich réalisée par leur progéniture. Cette transmission directe a certainement pu s'observer; mais elle a eu pour unique facteur l'élément procréateur mâle, le père. Soca (thèse, p. 117) dit qu'il n'y a pas encore d'hérédité similaire immédiate provenant de la mère. »

Combes ajoute :

« Mais si l'hérédité n'est pas similaire, c'est presque toujours une hérédité de transformation, parfois même une hérédité dissemblable, c'est-à-dire que l'on trouve comme maladies des ascendants, soit des maladies du système nerveux (hémiplégie, hémorragie cérébrale, ramollissement, névroses, psychoses), soit des maladies toxiques (alcoolisme, diathèses). Le plus ordinairement ce sont les maladies du système nerveux que l'on retrouve à l'origine. Enfin, cette hérédité est généralement directe. »

C'est pourquoi le problème que nous nous sommes proposé d'éclaircir, si faire se pouvait, les données héréditaires de la maladie de Friedreich, nous a paru véritablement intéressant. Nous avons pensé faire œuvre utile en contribuant, dans une part bien modeste, à fixer dans une de ses innombrables parties, un point de l'histoire plus générale des maladies nerveuses. Notre désir le plus grand est d'avoir réussi à classer et à préciser quelques données.

Pour exécuter ce travail, il a fallu réunir le plus grand nombre possible d'observations, et d'*observations authentiques* (1) de maladie de Friedreich, car nombre d'entre

___

(1) C'est pour cette raison que nous n'avons pas reproduit l'observation qui a servi de point de départ au remarquable travail de M. le professeur-agrégé Brousse. L'évolution ultérieure de la maladie, dans ce cas, et surtout l'autopsie, ont montré qu'il ne s'agissait point de la systématisation caractéristique de la maladie de Friedreich, mais d'une sclérose médullaire diffuse d'un tabes combiné.

elles sont contestées. Le nombre des cas publiés est assez restreint, puisque, d'après Blocq, il ne dépasse pas *cent trente*.

Nous avons patiemment et méthodiquement relevé la bibliographie de cette maladie. Nous avons cherché à nous procurer le plus grand nombre possible d'observations, mais nous n'avons pu nous les procurer toutes ; certains ouvrages n'ayant pu nous être fournis par la bibliothèque de la Faculté. Nous avons cherché à combler cette lacune en nous faisant adresser de Russie quelques documents bibliographiques et quelques observations qui compléteront ce côté de notre travail.

Nous avons fait une liste à part des cas suivis d'autopsie et authentiqués de façon indiscutable par l'anatomie pathologique ; et nous avons comparé les résultats fournis par cette liste restreinte, par cette sélection, aux résultats généraux fournis par l'ensemble des observations. Comme nous n'avons observé aucune différence fondamentale dans les données qui s'en dégageaient, nous n'avons pas cru devoir maintenir cette division, afin d'éviter des redites et des confusions.

Pour la même raison, nous n'avons pas mis à part les observations de maladie de Friedreich à début tardif, catégorie qui ne fournissait aucun élément spécial, capable de justifier le maintien de cette division.

Les observations groupées ont été minutieusement dépouillées ; les résultats obtenus ont été consignés dans un tableau général, auquel on voudra bien se reporter.

C'est sur cette base qu'a été faite l'étude de l'hérédité suivant ses divers modes : hérédité similaire, dissemblable, directe, indirecte, atavique, collatérale, etc., et suivant ses divers facteurs.

Notre travail a été divisé de la façon suivante :

Dans un premier chapitre, nous rappelons très brièvement les lignes générales de la maladie de Friedreich, pour mettre le lecteur au courant de la question.

Un second chapitre est consacré à quelques généralités nécessaires sur les notions d'hérédité — que l'on aura à faire ensuite intervenir.

Le troisième chapitre est celui où ont été réunies les observations.

Le quatrième chapitre comprend la discussion, point par point, des faits étudiés, de manière à en dégager toutes les particularités.

Le cinquième chapitre est consacré aux déductions que l'on peut tirer de la comparaison et de la discussion des documents cliniques.

Ces déductions comprennent l'ensemble des données générales qui se dégagent positivement de notre étude.

Nous terminons en posant quelques conclusions.

ESSAI

SUR

L'HÉRÉDITÉ

DANS

LA MALADIE DE FRIEDREICH

CHAPITRE PREMIER

GÉNÉRALITÉS SUR LA MALADIE DE FRIEDREICH

En matière de maladies nerveuses, les notions de lésion, de siège et de systématisation priment toutes les autres qui découlent de ces données anatomiques. Aussi serait-on tenté de définir la maladie de Friedreich comme étant un simple syndrome anatomo-clinique, si certaines particularités étiologiques, évolutives, histologiques même ne contribuaient à asseoir ce type clinique vraiment spécial et à en faire ainsi une véritable entité nosologique.

La maladie de Friedreich peut, en effet, être définie par trois ordres de données fondamentales :

1º Conditions étiologiques ;

2º Physionomie clinique ; évolution ;

3º Données anatomo-pathologiques.

1º ETIOLOGIQUEMENT, c'est une maladie remarquable par son apparition précoce, son caractère en quelque sorte *infantile*. Elle se montre de 6 à 15 ans, et rarement débute plus tard, quoiqu'il existe un certain nombre de faits de ce genre.

C'est une maladie qui, assez fréquemment, se reproduit chez plusieurs membres d'une même famille, ce qui a fait admettre l'influence de l'hérédité dans cette affection qui a successivement été désignée sous les noms d'*ataxie héréditaire* (Friedreich), d'*ataxie familiale* (Féré), d'*ataxie générique* (Everett Smith).

2º CLINIQUEMENT. — *a*) Incoordination motrice, abolition des réflexes et déformations spéciales résument les caractères positifs de la maladie.

b) Intégrité de la force musculaire, intégrité absolue de la sensibilité générale et spéciale, intégrité des sphincters (vessie, rectum, pupille), intégrité des fonctions génitales en résument les caractères négatifs.

c) Longue durée des fonctions génitales ou extension lentement et inexorablement progressive des troubles, généralisation, impotence, mort par consomption nerveuse ou par complication nerveuse ou infectieuse intercurrente en résument les caractères évolutifs.

a) *Caractères positifs*. — L'incoordination motrice consiste en une incoordination de repos ou ataxie statique et en une incoordination des mouvements volontaires (démarche, parole).

L'*ataxie statique* est marquée par des efforts d'équilibration au repos, comme chez l'équilibriste qui se tient sur la corde raide et cherche à éviter une chute. A ces tentatives d'équilibration au repos s'adjoignent des mouvements brusques, des secousses choréiformes dans tous les muscles de l'économie.

C'est l'*instabilité choréiforme* de Charcot.

Au niveau de l'appareil oculaire, cette dernière se traduit par du *nystagmus,* signe à peu près constant.

L'*ataxie du mouvement* se traduit par une *démarche titubante et ataxique,* symptôme de premier ordre, en ce qui concerne les muscles de la locomotion, et par des *troubles de la parole* (parole lente, inégale, nasonnée, explosive).

Les *réflexes rotuliens* sont *abolis.*

Déformations spéciales, marquées par une *cypho-scoliose dorsale* à convexité droite et par un *pied-bot bilatéral,* avec équinisme, exagération de l'excavation plantaire et saillie du talon antérieur, orteils en hyperextension avec griffe.

b) *Caractères négatifs :* Intégrité de la force musculaire ; troubles paralytiques nuls ou à peu près ; jamais de paralysies oculaires.

Absence de douleurs fulgurantes, de troubles de la sensibilité générale.

Absence de troubles des sens visuel, olfactif, gustatif, auditif.

Absence de troubles rectaux, vésicaux, urinaires.

Absence de troubles génitaux ; puissance conservée.

Absence de troubles pupillaires (pas d'Argyll Robertson).

Pas de signe de Romberg.

Pas de troubles trophiques, d'escarres, de décubitus acutus.

Pas de troubles intellectuels.

c) *Caractères évolutifs :* Début de 6 à 15 ans, souvent au moment de la puberté.

Marche fatalement progressive ; extension à tous les

muscles des troubles de la coordination vers la dixième année de l'évolution de la maladie, impotence complète, séjour au lit. parole incompréhensible, scoliose exagérée jusqu'à la difformité hideuse.

Mort généralement par complication : nerveuse (accidents bulbaires, apoplexie, etc.) ou infectieuse (pneumonie, tuberculose).

Longue durée de l'affection.

3° L'ANATOMIE PATHOLOGIQUE montre que tous ces troubles sont sous la dépendance d'une lésion médullaire systématisée des *cordons postérieurs* et des *cordons latéraux*.

a) *Cordons postérieurs :* Sclérose du faisceau de Goll et de la zone radiculaire postérieure.

(Intégrité des zones cornu-commissurales, de la partie externe de la zone radiculaire postérieure, du centre ovale de Flechsig.)

b) *Cordons latéraux :* Sclérose du faisceau cérébelleux direct, avec atrophie dégénérative des cellules de la colonne de Clarke, qui sont les corps cellulaires du neurone cérébelleux direct.

Sclérose d'une partie du faisceau pyramidal croisé.

Pour Gerest, la *lésion fondamentale et caractéristique de la maladie de Friedreich est celle du neurone cérébelleux direct,* neurone initial de la voie cérébelleuse.

La lésion du cordon de Goll (protoneurone centripète) et du faisceau pyramidal croisé (neurone moteur périphérique) est accessoire.

Ce qui domine, c'est la lésion du système cérébelleux direct, portion principale de l'appareil médullaire de l'orientation.

CHAPITRE II

GÉNÉRALITÉS SUR L'HÉRÉDITÉ

Au début d'une étude concernant l'influence de l'hérédité dans la maladie de Friedreich, il est utile de rappeler quelques principes généraux et la définition de quelques expressions que nous aurons l'occasion d'employer assez fréquemment au cours de ce travail.

Les données qui suivent ont été empruntées à un travail sur « l'Hérédité » publié par MM. le Professeur Mairet et le docteur Ardin-Delteil dans les Mémoires de l'Académie des Sciences et Belles-Lettres de Montpellier, en 1900.

L'*hérédité* est la transmission des ascendants aux descendants, par voie de génération sexuelle, des propriétés ou qualités naturelles ou acquises.

L'hérédité gouverne les phénomènes biologiques.

A l'heure actuelle, il est admis par tout le monde qu'elle joue un rôle considérable dans les maladies du système nerveux.

L'*hérédité est dite similaire ou homologue* quand le descendant hérite des qualités identiques à celles de ses parents.

On dit qu'il y a *hérédité de transformation* lorsque les qualités des ascendants paraissent se transmettre sous une autre forme aux descendants. Les affections les plus

2

diverses alternent, se succèdent dans une même famille pendant une longue série de générations.

Qu'il s'agisse d'hérédité similaire, d'hérédité de transformation, la transmission héréditaire peut tenir à divers facteurs familiaux. La tare transmise provient-elle des procréateurs, on dit qu'il y a *hérédité directe.*

— Si l'hérédité saute une génération dans la traduction de ses effets, les grands-parents sont seuls porteurs de tares apparentes, On dit alors qu'il y a hérédité en retour, médiate ou *hérédité atavique.*

Lorsque les tares familiales, au lieu d'exister parmi les ascendants directs, ne se trouvent que chez les collatéraux, oncles, tantes, cousins, frères ou sœurs des malades, on dit qu'il y a *hérédité collatérale.* Les hérédités atavique et collatérale sont des *hérédités indirectes.*

Enfin l'*hérédité est dite unilatérale* lorsque, seule, la branche paternelle ou la branche maternelle est tarée.

Elle est *bilatérale* ou *convergente*, quand l'apport héréditaire provient des deux côtés à la fois.

Or, parmi les agents héréditaires que nous avons relevés dans la maladie de Friedreich, signalons les états suivants :

États psychiques. . . . $\left\{ \begin{array}{l} \text{Folie.} \\ \text{Débilité mentale.} \end{array} \right.$

États nerveux. . . . . . $\left\{ \begin{array}{l} \text{Nervosisme.} \\ \text{Hystérie.} \\ \text{Convulsions} \\ \text{Chorée.} \end{array} \right.$

	Cérébraux	Apoplexie. Hémorragie cérébrale. Ramollissement cérébral. Hémiplégie.
États physiques.	Médullaires. . . .	Paraplégie. Tabes. Maladie de Friedreich. Chorée (?).
	Arthritiques ou diathésiques	Migraine. Rhumatisme. Goutte. Artériosclérose. { Cardiopathie Mal de Bright.
	Alcoolisme. Tuberculose.	

La plupart de ces états sont reconnus comme étant capables de jouer le rôle de causes héréditaires d'états divers du système nerveux.

En aliénation mentale, par exemple, M. le professeur Mairet admet les 6 groupes suivants de causes héréditaires :

> Hérédité vésanique ;
> Hérédité psychique ;
> Hérédité nerveuse ;
> Hérédité cérébrale ;
> Hérédité alcoolique ;
> Hérédité diathésique.

Les trois premiers groupes répondent à ce que l'on pourrait appeler l'*hérédité névrose,* par opposition avec les trois derniers qui répondent à une véritable *hérédité physique* ou organique.

Tous ces groupes, nous les retrouvons ou à peu près dans la liste dressée ci-dessus.

La gamme des états héréditaires capables de jouer un rôle dans la production de la maladie de Friedreich peut se limiter à la liste suivante :

Hérédité névrose. . . $\Big\{$ Hérédité vésanique.
Hérédité nerveuse.

Hérédité physique . . $\Bigg\{$ Hérédité cérébrale.
— médullaire.
— diathésique.
— alcoolique.
— tuberculeuse.

Précisons ces dénominations :

Hérédité vésanique. — Celle-ci comprend tous les cas dans lesquels on a constaté chez les ascendants :

1° Soit l'existence de la *folie*, quelle qu'en soit la forme ;

2° Soit l'existence d'*arrêts de développement intellectuel* plus ou moins marqués, tels que l'imbécillité ou la débilité mentale.

Cette hérédité vésanique est simple ou combinée suivant qu'elle existe seule ou qu'elle s'associe à l'une quelconque des autres causes héréditaires.

Hérédité nerveuse. — Nous avons restreint ce groupe aux cas dans lesquels on constatait chez les ascendants :

1° De l'hystérie ;

2° Un état névropathique très marqué à caractère nettement familial.

Hérédité cérébrale. — Nous comprenons sous ce nom les cas dans lesquels on retrouve, chez les ascendants, des lésions organiques du système nerveux central, de l'encéphale en particulier. Ces lésions sont de divers ordres :

1° Ce sont celles de la paralysie générale ;

2° Ce sont des ramollissements cérébraux avec démence;

3° Ce sont surtout des attaques d'apoplexie.

Hérédité médullaire. — Nous trouvons chez les ascendants : la maladie de Friedreich, le tabes, la paraplégie simple ou spasmodique, c'est-à-dire des maladies organiques systématisées ou non de la moelle.

Hérédité diathésique. — Elle se trouve réalisée toutes les fois que, chez les ascendants, existe cette viciation dans les échanges nutritifs que Bouchard place à la base du groupe pathologique qu'il a désigné sous le nom de *maladies par ralentissement de nutrition.* Cette altération nutritive, cette bradytrophie (Landouzy) se trouve réalisée dans le rhumatisme, la goutte, l'herpétisme, l'arthritisme proprement dit, l'obésité, le diabète, les lithiases biliaire et rénale, etc. Ce groupe représente une grande partie des diathèses de l'Ecole de Montpellier.

Hérédité alcoolique. — Sous ce vocable, on doit comprendre les cas dans lesquels on constate, non pas des excès plus ou moins fréquents de boisson, mais un véritable état d'alcoolisme constitutionnel. Il faut attribuer la transmission héréditaire à l'imprégnation constante par l'alcool de l'organisme paternel, imprégnation qui existait déjà lors de la conception.

Hérédité tuberculeuse. — L'influence dégénérative de la tuberculose maternelle paraît indéniable. L'imprégnation de l'organisme entier de l'embryon et du fœtus par les produits solubles sécrétés dans l'organisme maternel est bien faite pour aboutir à des lésions dégénératives dont on connaît maints exemples pathologiques ou tératologiques. Dans ce dernier temps, les expériences et constatations de Charrin et Léri (Académie des sciences, 16 mars 1903) ont montré l'influence de la tuberculose maternelle sur le système nerveux des descendants.

« Les centres nerveux des rejetons issus de générateurs malades, et morts au moment de la naissance ou fort peu de temps après, offrent des lésions, dont à plusieurs points de vue l'interprétation est intéressante.

» Le plus souvent, on rencontre des foyers de congestion ou des hémorragies tant au niveau de l'épendyme ou à la base des cornes antérieures, que dans les parties latérales ou sous les méninges ; ces dernières, par exception, sont épaissies, infiltrées de leucocytes et, d'autre part, assez rarement aussi, les cellules motrices sont détériorées.

» Très fréquents, ces désordres vasculaires s'observent chez des nourrissons provenant de mères atteintes d'affections variées (tuberculose, anémie, alcoolisme, épilepsie, etc.) Leur existence chez des sujets venus avant terme, morts en naissant ou quelques heures après, leur aspect histologique, etc., établissent que ces altérations se développent ordinairement durant la vie intra-utérine. Leur évolution est, du reste, parallèle à celle des lésions rénales, cardiaques, plus encore hépatiques, dont nous avons dégagé la formation, parfois dès la période embryonnaire, sous l'influence soit des toxines bactériennes si communément hémorragipares, soit des poisons cellulaires maternels ou fœtaux provenant des tissus déviés par le mal de leur type nutritif normal. Ces mêmes causes prédominent dans la genèse de ces extravasations sanguines protubérantielles, bulbaires ou médullaires, qui, relativement, se produisent avec plus d'aisance dans ces parenchymes mous, insuffisamment soutenus. Assurément, de temps en temps, on isole des microbes ; mais en particulier dans le sein maternel, avant le neuvième

mois, ils sont inconstants, disparates, peu spécifiques ;
ils relèvent de ces infections secondaires, habituellement
digestives, respiratoires ou cutanées, qui se développent
grâce aux défectuosités des défenses situées au niveau
des portes d'entrée (insuffisance de la fonction sudorale,
du mucus, des diastases protectrices gastro-intestinales),
grâce également aux prédispositions générales engen-
drées par l'hypothermie, le surmenage cellulaire, l'intoxication organique, l'abaissement de l'alcalinité humo-
rale, etc. Une fois installés, ces processus ajoutent évidemment leur action et contribuent à amener la mort.

» Nous ne récusons pas le rôle des accouchements labo-
rieux ; assurément, le traumatisme est apte à produire ces
accidents.

» Toutefois, sur 9 enfants examinés, 8 étaient aisément
venus par le sommet ; un seul s'était présenté par le
siège ; or, ses hémorragies étaient proportionnellement
minimes, moins marquées que celles de plusieurs préma-
turés dont l'extraction avait été facile en raison de leur
faible volume.

» Les nouveau-nés porteurs de ces centres nerveux lésés
n'ont généralement pas offert de symptômes spéciaux en
rapport avec ces tares ; la mort, dans ces cas, paraît attri-
buable aux troubles généraux, d'ailleurs enregistrés, du
métabolisme, ou aux altérations du rein, du poumon, par
dessus tout de l'intestin, du foie, etc., etc. Dès lors, il est
facile d'imaginer, dans ces troubles ou ces altérations,
des atténuations permettant des survies plus ou moins
longues. Par suite, quand plus tard apparaissent certaines maladies réputées ou non congénitales et intéressant
le névrax, on est en droit, surtout dans l'habituelle igno-
rance des causes, de rapprocher ces maladies des atteintes pathologiques que nous venons de découvrir. On

comprend, en effe., que s.tuées latéralement, ces hémorragies [puissent disloquer les éléments déjà formés du
faisceau pyramidal, s'opposer au complet développement
de ce faisceau, qui ne s'achève qu'après la naissance, et
de la sorte restreindre ou supprimer l'action modératrice
antispasmodique du cerveau sur la moelle. On conçoit
aussi que, la résorption une fois terminée, ces foyers
d'extravasation soient susceptibles de faire place à des
cavités diversement réparties, mais le plus ordinairement
centrales, épendymaires.

» Ainsi, les faits que nous établissons, éclairent d'un jour
possible la pathogénie de la maladie de Little, de la paraplégie spasmodique infantile, de la syringomyélie, etc.

» Ils démontrent en ou.re que, dans la répartition des
lésions (scléreuses ou autres), les méninges et spéciale-
ment les vaisseaux, du moins à cette période, jouent un
rôle qui, d'autre part, ne semble pas subordonné à la
systématisation des cordons médullaires ; ils prouvent
encore qu'en matière de pathologie, pour les centres nerveux, comme d'ailleurs, suivant nos recherches, pour le
rein, le foie, etc., il convient de ne pas s'arrêter à la naissance, mais de remonter aux origines de la vie intra-utérine. »

CHAPITRE III

OBSERVATIONS ET TABLEAU SYNOPTIQUE

OBSERVATION PREMIÈRE

(Marinesco. — *Archives de Neurologie*, 1890). .
Un cas de maladie de Friedreich suivi d'autopsie.

Suzanne Desch..., âgée de 14 ans.

Antécédents héréditaires. — Le grand-père paternel, âgé de 78 ans, est bien portant. La grand'mère paternelle, âgée de 80 ans, est atteinte, depuis une dizaine d'années, de *tremblement sénile*. Un frère du père est bien portant ; une sœur est morte jeune, nous ne savons de quelle maladie.

La mère est nerveuse, impressionnable ; elle a eu vers l'âge de 30 ans plusieurs *attaques convulsives qui paraissent être de nature hystérique.*

Pas d'antécédents nerveux à signaler du côté du grand-père et de la grand'mère maternels.

Un frère de la malade, âgé de 23 ans, est bien portant ; une sœur de 7 ans également bien portante.

Début de la maladie vers l'âge de 10 ans.

En 1885. Incoordination de la marche, mouvements des membres supérieurs incoordonnés. Léger nystagmus. Intelligence intacte. Pas de troubles de la sensibilité. Réflexe rotulien aboli.

En 1887. Démarche impossible. Petites attaques d'hystérie tous les 5 à 6 jours. Sur la face antérieure du corps, zone d'anesthésie totale à la piqûre, à la chaleur et au froid.

Rétrécissement du champ visuel. Réflexe pharyngé aboli.

La malade a succombé à la tuberculose pulmonaire.

Autopsie. — Les méninges cérébrales, non plus que le cerveau et le cervelet, n'offrent aucune lésion appréciable.

Les méninges rachidiennes paraissent indemnes. La moelle elle-même est très diminuée de volume ; à la coupe, les cordons postérieurs tranchent par leur coloration sur les autres parties ; ils présentent, de plus, une friabilité, excessive.

Examen histologique de la moelle épinière. — Région lombaire : diminution du nombre des fibres des racines postérieures.

Au niveau de la zone de Lissauer, les fibres transversales sont indemnes, tandis qu'il existe une diminution des fibres fines non commissurales, plus prononcée dans la partie médiane.

Disparition presque complète des fibres radiées des cordons postérieurs,

Sclérose assez avancée des racines postérieures extra-médullaires ; très prononcée dans la région lombaire moyenne, elle tend à disparaître au fur et à mesure qu'on s'élève dans la région dorsale.

Le faisceau pyramidal est sclérosé. Le faisceau de Türck est intact.

Moelle dorsale. Sclérose des cordons de Goll et de Burdach. La colonne de Clarke est atteinte.

Région cervicale inférieure. Les racines postérieures

sont intactes. Le faisceau pyramidal est moins atteint que dans la région dorsale supérieure.

Région cervicale supérieure. Altération assez considérable des faisceaux de Goll ; tous les autres sont très peu atteints. Pas de sclérose dans le faisceau pyramidal. Lésion très marquée dans la partie moyenne du faisceau de Burdach, raréfaction des fibres nerveuses dans sa partie postérieure. Sclérose dans le faisceau cérébelleux.

Bulbe. Lésion des faisceaux de Flechsig et de Burdach persiste. Sclérose des faisceaux de Goll.

Observation II

(Empruntée à la thèse de Combes. Montpellier, 1902)

Br. V..., 10 ans, entre à la clinique des maladies des enfants le 24 mars 1902 pour un ensemble bizarre de troubles moteurs.

Antécédents héréditaires. — Côté maternel : grand-père mort d'accident à 54 ans. Grand'mère morte de couches à 34 ans. *Mère très nerveuse. A eu des crises de nerfs.* En général, bien portante.

Côté paternel : grand-père vivant, 60 ans. Il a eu trois enfants ; *a eu une attaque qui l'a laissé hémiplégique.* Très nerveux, *alcoolique.* Grand'mère, rien à signaler. Arrière-grand-père mort à 80 ans. Arrière-grand'mère morte à près de cent ans.

Père bien portant, 36 ans, cordonnier, aurait eu une *méningite* dans son enfance. Variole à huit ans. Deux blennorragies, dont une avec orchite gauche. *Trois attaques de rhumatisme articulaire aigu.*

Un enfant mort à 15 mois de la coqueluche ; deux enfants morts à quatre jours, avec ictère des nouveau-nés ; trois enfants bien portants. Le dernier, 5 mois, donne des inquiétudes à la mère, qui a peur qu'il fasse comme sa fille malade. Il remue sans cesse et a une expression un peu hébétée de la physionomie.

Signalons enfin une cousine de la malade (fille d'un frère du père), qui a 5 ans et demi et aurait été atteinte d'une maladie nerveuse sur laquelle il est difficile d'obtenir des renseignements précis.

Du côté des frères et sœurs de la mère aussi bien que du père, rien d'important à signaler au point de vue du système nerveux ; un oncle paternel est mort poitrinaire.

Antécédents personnels. — Nombreuses suppurations ganglionnaires sous les oreilles, sous le menton. A l'âge d'un mois et demi, survient une éruption vésiculeuse généralisée (pemphigus ? varicelle ?).

D'après les parents, le début de la maladie remonte à l'âge de deux mois, immédiatement après l'affection vésiculeuse. L'enfant se mit à présenter des mouvements involontaires incessants : mouvements choréiques de la tête, de tout le corps.

Examen en 1902 : Au repos, la malade présente le tableau de l'ataxie statique ou instabilité choréiforme de la tête, du tronc, des extrémités. Les mouvements volontaires sont maladroits, incoordonnés, gênés par les mouvements choréiformes. La démarche est hésitante, sautillante. Les mouvements des membres supérieurs sont mal coordonnés. La mastication et la déglutition sont parfois maladroites : l'enfant se mord la langue et souvent elle déglutit mal le bol alimentaire et s'étrangle. Parole lente, monotone, traînante. Réflexes rotuliens diminués. Cypho-scoliose à concavité droite. Pied bot, tombant en équin.

OBSERVATION III

(Docteur N. Friedreich, à Heidelberg. — Ueber degenerative Atrophie der
spinalen Hinterstränge. — *Virchow-Archiv*, 1863, XXVI).

Un cas de maladie de Friedreich suivi d'autopsie.

Famille Lotch, de Schwelzingen.

Antécédents héréditaires. — Père mort d'une hydro-
pisie ; mère d'une *paralysie subite* ; 5 enfants bien portants. 2 Friedreich.

Premier cas : André Lotch. Début de la maladie à 18
ans. Faiblesse dans les jambes. Démarche hésitante,
bientôt presque impossible. Puis même faiblesse dans
les bras. Parole très lente, presque incompréhensible.
Tremblement intense de la tête et du thorax. Sensibilité
cutanée conservée. Colonne vertébrale normale. En 1859,
paralysie complète des membres inférieurs et supérieurs,
faiblesse générale, sensibilité cutanée très diminuée, les
réflexes abolis. Mort de fièvre typhoïde.

Autopsie. — Épaississement de la pie-mère, dégénérescence des cordons postérieurs de la moelle épinière, se
continuant jusqu'au bulbe. Au microscope, atrophie partielle des fibres nerveuses des cordons postérieurs de la
moelle épinière. Gouttelettes de graisse dans les capillaires
des parties lésées, racines postérieures atrophiées, les
nerfs sciatiques de même. Lésions peu considérables du
plexus brachial, lésion intense de l'hypoglosse. Le tissu
conjonctif contient un grand nombre de corpuscules amy-
placés.

Second cas : Charlotte Lotch, sœur du malade précédent. Début de la maladie à 18 ans. Faiblesse dans les
membres inférieurs. A 24 ans, accouchée d'un enfant

normal et bien portant. Progression de la faiblesse des jambes. Marche hésitante et vacillante. Puis faiblesse dans les bras.

Etat actuel. — Marche impossible, reste toujours couchée. Force musculaire conservée, sensibilité cutanée normale. Après un diabète, marche rapide de la maladie. Membres inférieurs presque complètement paralysés. Parole très lente, parfois impossible. Tremblement et vacillation de la tête et du thorax. Scoliose de la colonne vertébrale.

OBSERVATION IV

(Trois cas de maladie de Friedreich, suivis d'autopsie)

Famille Süss.

Antécédents héréditaires. — *Père alcoolique,* mort phtisique. *Mère* bien portante, mais d'*intelligence faible.* D'après elle, presque *tous les enfants conçus en état d'ivresse.*

Un fils mort d'un anthrax ; 4 Friedreich.

Cas n° 1. Justine Süss. Début de la maladie à 16 ans. Douleurs dans les membres inférieurs. Puis faiblesse dans les bras. Paralysie dans les jambes progresse rapidement. Douleurs dans les doigts, convulsions dans les jambes. La parole devient très lente et peu compréhensible. Cyphose de la colonne vertébrale. Nystagmus. Sensibilité cutanée conservée, réflexes normaux. Vacillation de la tête et du thorax.

En 1859, sans cause visible, fièvre et mort.

Autopsie.— Examen macroscopique : Substance cérébrale congestionnée, épaisissement de la pie-mère spinale et adhérence à la dure-mère. Altérations partielles des faisceaux postérieurs de la moelle épinière dans la région cervicale paraissant plus bas toucher les faisceaux latéraux. Le sillon médian postérieur oblitéré. Examen microscopique : fibres nerveuses postérieures atrophiées. Hyperplasie du tissu conjonctif dans les nerfs principaux des extrémités.

Cas n° 2. Salomé Süss. — A 14 ans devient bossue. Début de la maladie à 16 ans. Faiblesse et douleurs dans les jambes, puis les mêmes dans les bras, réglée à 22 ans. Parole lente, mais compréhensible. Nystagmus léger. La marche est impossible, reste toujours couchée. Sensibilité cutanée conservée. Cypho-scoliose. Souffle systolique dans le ventricule gauche.

Faiblesse générale, manque d'appétit, douleur dans les tempes, vertige, diarrhée, pouls très affaibli. Mort.

Autopsie. Examen macroscopique : rien d'anormal dans le cerveau sauf épaississement de l'épendyme. Adhérence de la dure-mère de la moelle épinière à la pie-mère et épaississement de la dernière. Altérations très considérables des faisceaux postérieurs de toute la moelle épinière ; cette dernière est mince et très aplatie, le sillon postérieur oblitéré. Près du renflement lombaire une zone altérée du cordon latéral gauche. Les racines postérieures atrophiées.

Cas n° 3. Lisette Süss, 36 ans. — Début de la maladie à 15 ans. Faiblesse dans les membres inférieurs puis dans les supérieurs. Douleurs aux extrémités. A été visitée par le professeur Friedreich à l'hôpital à Pfortzheim en 1858. Force musculaire conservée.

Parole lente, nasonnée, difficilement compréhensible. Tremblement intense de la tête et du thorax. Intelligence conservée. Vertige. Cypho-scoliose. Palpitations de cœur. Crises nerveuses portant le caractère hystérique.

A la fin de 1859, d'après une communication du docteur

Arnsperger, amélioration de l'état de la malade. Plus de vertiges, de crises nerveuses, pas de douleurs dans les membres.

Cas n° 4. Friedrich Süss. Début de la maladie à 15 ans. Faiblesse dans les membres inférieurs, puis dans les membres supérieurs. La parole devient très lente.

A la rentrée à l'hôpital en 1858 peut marcher encore, mais marche très vacillante. Scoliose. Pas de nystagmus. Force conservée, sensibilité cutanée aussi. Souvent des vertiges. Réflexes normaux.

Autopsie. Cerveau normal. Dure-mère adhère à la pie-mère spinale ; cette dernière épaissie et opaque. Moelle épinière amincie. Altérations des faisceaux postérieurs. Les lésions consistent dans la disposition des fibres ner-veuses et dans le développement de la névroglie. La subs-tance grise atrophiée surtout au niveau du renflement cervical. Dégénérescence des noyaux de Burdach et de Goll...

OBSERVATION V

(Ribel. — Thèse de Paris, 1899)

Auguste H..., 34 ans. Début de la maladie à 9 ans,

Antécédents héréditaires. — Père rien de particulier dans ses antécédents héréditaires, 66 ans, homme de peine très robuste. Il a marché très tard. *Incontinence d'urine* de 7 à 13 ans. A l'âge de 32 ans, il a souffert d'un *eczéma généralisé* qui a duré 3 ou 4 mois et a depuis récidivé à plusieurs reprises sans présenter l'intensité de la première atteinte. *Il avait de fortes habitudes alcooli-ques* et faisait souvent preuve d'une très grande *irritabi-lité de caractère.* Pas de syphilis.

Mère, 62 ans, n'a jamais été malade ; n'est pas nerveuse. Pas d'antécédents névropathiques dans sa famille. Elle a eu 12 enfants. Il n'y a aujourd'hui que 2 enfants vivants. 8 *enfants sont morts de convulsions* à des âges ne dépassant pas 6 mois. *Une fille morte* à 5 ans 1/2 de *méningite tuberculeuse.* Une fille morte à 19 ans de *granulie.* Une fille vivante, 30 ans, santé délicate pendant son enfance ; mariée à 21 ans, a eu 3 enfants.

Un garçon mort à 6 semaines, *cyanose congénitale (?)* Une fille, 8 ans, *coxalgique.* Une fille, 4 ans, bonne santé.

État actuel. — Incoordination motrice des 4 membres. Troubles de la parole. Nystagmus dynamique et statique. Cypho-scoliose. Pied-bot varus-équin. Abolition des réflexes tendineux. Intégrité de la sensibilité sous toutes ses formes.

OBSERVATION VI

(Rütimeyer. — *Virchow Archiv.*, 1883, 91.)

Les huit cas présentés appartiennent à quatre branches d'une seule famille Blattner :

Blattner « Stulzi » (le boiteux), marié 1810

Descendants directs, bonne santé
Leurs descendants se divisent en quatre branches

Blattner-Blattner	Blattner-Kyburtz	Blattner-Basler	Blattner-Wehrli
3 malades	1 malade	1 malade	3 malades
7 bien portants	6 bien portants	6 bien portants	7 bien portants

Dans tous ces cas, nous ne trouvons pas d'hérédité directe, car tous les parents sont bien portants, excepté la mère du cinquième malade, atteinte de chorée, et dont le frère était atteint de polyomélite.

Mais nous avons certainement affaire à une *ataxie héréditaire*, et cela pour deux raisons : l'arrière-grand-père de la famille avait une démarche si étrange (ressemblant à celle d'un homme ivre) que les habitants du village lui avaient même donné un surnom spécial : Stulzi. Cela devait être une maladie de la moelle, peut-être *tabes dorsalis*.

Le début de la maladie dans tous les huit cas tombe dant la même période de vie : de 4 à 7 ans.

1ᵉʳ *Cas.* — *A.* — Roudolf Blattner, *scarlatine à l'âge de 7 ans.* Premiers symptômes de maladie de Friedreich pendant la convalescence. Difficulté de la marche, tremblement, tombe souvent. Quelques années après, tremblement dans les bras ; parole lente. A 14 ans ne peut presque plus marcher, à 16 ans ne marche plus du tout. Pas de douleurs lancinantes, pas de vertiges.

Parents et 5 frères en bonne santé.

Deux Friedreich, 3 morts de convulsions.

En 1882, marche oscillante, surtout en fermant les yeux. Tremblement au repos de la tête et du thorax. Force conservée, signe de Romberg existe. Réflexe cutané normal. R. crémastérien n'existe pas à gauche. R. patellaire n'existe pas.

Nystagmus, scoliose dorsale. Pied bot.

B. — Gottlieb Blattner, frère de Roudolf, 34 ans.

Début de la maladie de Friedreich à 7 ans. A 16, la marche impossible.

En 1882, la marche impossible, parole presque incompréhensible, l'ouïe très faible, l'intelligence intacte, muscles des bras atrophiés, force diminuée. Cypho-scoliose, sensibilité cutanée diminuée. Réflexe cutané normal, R. patellaire aboli.

C. — Marie Blattner, 29 ans.

Début de maladie de Friedreich à 6 ans. A 15, la marche est impossible.

Scoliose dorsale, contracture des doigts en flexion ; pied bot, la force diminuée, sensibilité diminuée aussi. Réflexe patellaire aboli.

2ᵐᵉ Cas. — Cas Roudolf Blattner II, Kybertz, cousin des malades précédents.

6 frères en bonne santé.

Début de la maladie de Friedreich à 7 ans, *pendant la convalescence de fièvre typhoïde*.

En 1882, pas de tremblement de la langue. Tremblement de la tête et du tronc au repos. La marche oscillante, tombe souvent, surtout en fermant les yeux ; la force conservée. Scoliose dorsale à convexité droite ; cyphose lombaire à convexité gauche. Nystagmus. Abolition du réflexe patellaire.

Les symptômes analogues à ceux de Roudolf I.

3ᵐᵉ Cas. — Karl Blattner, fils de la famille Blattner Basler.

Pas d'hérédité nerveuse du côté du père. La *mère* avait, étant jeune fille, des *convulsions* dans le bras droit (sans doute *choréiques*). Le frère de la mère *paralysé* aux deux jambes, à 2 ans (poliomyelitis acuta).

6 sœurs en bonne santé, 1 morte de croup, 2 mortes de *convulsions*.

Antécédents personnels : convulsions à l'âge de 6 semaines ; depuis faiblesse générale. Apprit à marcher difficilement, marche toujours incertaine. A 7 ans, difficulté pour écrire. Parole lente, nasonnante.

En 1882, nystagmus, même ataxie que chez les malades précédents; la force conservée, sensibilité normale; réflexes cutané et crémastérien sont vifs. R. patellaire aboli. Signe de Romberg. Cypho-scoliose. Pas de contracture.

4ᵐᵉ Cas. — *A.* — Maria-Magdalina Blattner, fille Blattner Wehrli, âgée de 20 ans.

Début de la maladie à 4 ans. A 12 ans, troubles de la parole ; à 15 ans, ne peut plus marcher sans soutien.

En 1882, nystagmus, tremblement de la langue, parole traînante, force conservée, marche impossible, sensibilité cutanée dans les extrémités inférieures diminuée; réflexe cutané est normal, R. patellaire aboli. Cyphose, flexion des grands orteils.

Les deux frères de la malade ont absolument les mêmes symptômes.

Le premier : *B.* — Jacques Blattner. A 4 ans, danse de Saint-Guy pendant 6 mois. A 17 ans impotent, puis attaque d'épilepsie et mort.

Le second frère : *C.* — Fritz Blattner. A 14 ans, symptômes de Friedreich. A 9 ans mort de rougeole.

Les autres 7 frères en bonne santé.

OBSERVATION VII

(Rutimeyer, Uber hereditaere Ataxie *Virchow'Archiv*, 1883, 91).

Deux cas de maladie de Friedreich avec autopsie.

Antécédents héréditaires. — Père bien portant, mère nerveuse, grand-père maternel alcoolique, sept enfants bien portants, trois enfants Friedreich.

Henri Kern, 20 ans. Début de la maladie à 7 ans. Marche incertaine, oscillante. Oscillations de la tête et du thorax. Force conservée. Ataxie des membres supérieurs moins prononcée. Sensibilité cutanée conservée. En 1872, paraplégie des membres inférieurs. Cypho-scoliose. Réflexe patellaire aboli. Contracture permanente.

Autopsie : La moelle épinière est atrophiée. Dégénérescence des cordons de Goll. Les parties limitant la corne postérieure sont intactes. La région antéro-externe des cordons prismatiques est intacte. Sclérose des cordons cérébelleux et des pyramidaux croisés. Les colonnes de Clarke, dans la région dorsale supérieure, sont atrophiées. Région lombaire : les racines postérieures sont tout à fait dégénérées. Région sacrée : aux deux tiers postérieurs des cordons postérieurs on constate une diminution considérable des fibres.

Bertha Kern, 13 ans. Début de la maladie à 7 ans, en 1877. En 1881, attaque de rhumatisme et depuis marche rapide de la maladie. En 1882, la démarche est impossible. Tremblement du thorax et de la tête. Nystagmus. Pas de trouble de la parole. Sensibilité cutanée un peu diminuée. Force conservée. Réflexe patellaire aboli.

L'autopsie a donné des résultats à peu près identiques à ceux du cas précédent. Le maximum de la dégénérescence est dans le cordon de Goll et de Burdach. Bord mince, de substance blanche, conservé le long des cornes postérieures. La dégénérescence des cordons latéraux est plus prononcée dans la région cervicale. La pie-mère est légèrement épaissie.

Hedwig Kern, 16 ans. Scrofuleux. Début de la maladie à 7 ans. En 1875, troubles de la parole, marche hésitante. A 13 ans ne peut plus marcher sans soutien. Scoliose. En 1882, marche ataxique. Tremblement de la tête et du thorax. Force conservée. Réflexe patellaire aboli.

Observation VIII

(Du Pr. Dr. N. Friedreich, à Heidelberg.)

Famille Schulz. Père bien portant, mère aussi. Dans la parenté, pas de maladie.

Onze enfants, dont cinq morts jeunes de causes inconnues, trois bien portants et 3 Friedreich.

Début de la maladie à 13 ans. Faiblesse dans les membres inférieurs, marche hésitante incertaine, les malades tombent souvent. Même faiblesse dans les bras. Parole devient nasonnée. Sensibilité cutanée bien conservée. Force musculaire de même.

Ensuite progression rapide de la maladie. Marche pénible à cause des mouvements désordonnés des jambes. Parole très lente, difficilement compréhensible. Tout travail manuel impossible. Nystagmus visible. Vacillation de la tête et du thorax. Sensibilité cutanée conservée dans les membres supérieurs et diminuée dans les membres inférieurs. Réflexes patellaires abolis. Pas de douleur dans les extrémités. Colonne vertébrale normale.

Chez toutes les trois sœurs le début de la maladie a été absolument pareil, le mal progresse de la même façon, devient chronique et stationnaire pendant un certain temps et augmente rapidement ensuite. Au point de vue de l'*hérédité* on *n'en trouve pas de directe,* car *tous les parents sont bien portants* et dans les familles parentes il n'y a jamais eu de cas d'ataxie. Mais le Pr. Friedreich compte quand même ces trois cas parmi les cas d'ataxie héréditaire, car le fait de la même maladie chez les trois sœurs, l'identité des symptômes, le début à la même époque, l'état chronique, stationnaire chez toutes les trois

et ensuite la progression rapide du mal, justifient absolument la théorie de l'ataxie héréditaire.

Observation IX

(Communication faite à la Société de biologie dans la séance du 22 février 1890)
Un cas de maladie de Friedreich avec autopsie, par Letulle et Vaquez.

Maladie de Friedreich chez un jeune *homme, fils unique
d'une famille indemne de toute tare héréditaire*. Début de
l'incoordination motrice à dix ans. Marche ascendante des
troubles ataxiformes de la contractilité. Etat athétosi-
que, au repos, des quatre membres et de quelques muscles
faciaux ; oscillations arythmiques de la tête. Nystagmus ;
parole lente et scandée. Signe de Romberg. Perte de tous
les réflexes tendineux. Intégrité parfaite de la sensibilité
sous toutes ses formes ; intégrité de tous les appareils
sensoriaux, absence de troubles trophiques. Réactions
électriques normales.

Arrêt de développement général du corps prédominant
au niveau des membres inférieurs ; excitation génitale
habituelle, intelligence moyenne. Scoliose vertébrale,
saillie anormale de la région dorsale du tarse. Asystolie,
apoplexie pulmonaire. Mort à l'âge de 21 ans.

Nécropsie. — Rétrécissement mitral pur probablement
congénital ; infarctus pulmonaires.

Examen de la moelle : petit volume de l'organe, méninges adhérentes à la face postérieure. Lésions histologiques : a) sclérose extrême des cordons de Goll ; b) sclérose
très marquée des faisceaux de Burdach ; c) lésions atrophiques considérables des colonnes de Clarke ; d) atrophie disséminée des racines postérieures beaucoup moindre
que la sclérose des cordons postérieurs ; e) mêmes lésions

scléreuses de la zone de Lissauer ; *f*) sclérose légère et restreinte du faisceau pyramidal croisé ; *g*) lésions atrophiques de moyenne intensité du faisceau cérébelleux direct ; *h*) lésions péri-épendymaires, ectopie latérale du canal de l'épendyme ; *i*) épaississement des méninges spinales postérieures ; *j*) intégrité absolue de toutes les régions antérieures de la moelle.

Observation X

(Soca. — Thèse de Paris, 1888, p. 162)

Pag. (Alexandre), 18 ans. Début de la maladie à 13 ans.

Antécédents héréditaires. — Père, pas d'histoire de maladie nerveuse, ni d'autres. La *mère* souffre d'une *migraine.* Un *frère* de la mère souffre aussi de la *migraine.* Un *frère* de son père a eu, à l'âge de 7 ans, des *convulsions ;* tous les autres parents se portent bien. Un frère âgé de 15 ans, se porte bien.

Tous les mouvements sont possibles aux membres supérieurs, comme aux membres inférieurs, mais ils se font avec des qualités défectueuses, surtout quand il s'agit d'exécuter des mouvements complexes et d'une coordination compliquée et délicate. Parésie dans les membres inférieurs. Peu de mouvements au repos, mais quand il lui faut s'asseoir, manger, parler, les mouvements divers apparaissent. Mouvements de salutations de la tête. Nystagmus. Sensibilité à la douleur diminuée. Réflexes superficiels présents. Réflexe plantaire sensible. Réflexe crémastérien exagéré à gauche, normal à droite. Réflexe abdominal marqué. Réflexe épigastrique absent. Réflexe scapulaire normal. Réflexe tendineux absent partout.

OBSERVATION XI

(Soca. — Thèse de Paris, 1888, p. 182).

Per... (Honorio), 18 ans. Début de la maladie à 13 ans.
Antécédents héréditaires. — *Père tabétique* manifeste ;
mère hystérique ; grand'mère paternelle aliénée. Rien du
côté des autres parents. Il a trois frères vivants et bien
portants. Un frère est mort à 13 ans après avoir présenté
quelques symptômes bien probables de la maladie de
Friedreich.
Incontinence nocturne d'urine.
Mouvements : Démarche ataxique. Titubation cérébelleuse. Signe de Romberg. Mouvements des bras ataxiques Parole saccadée. Force musculaire normale.
Réflexes cutanés conservés. Réflexes tendineux abolis.
Sensibilité conservée. Douleurs fulgurantes aux membres
inférieurs. Pupille réagit à la lumière. Nystagmus.

OBSERVATION XII

(Newton Pitt).
Un cas de maladie de Friedreich suivie d'autopsie.

R..., 30 ans.
Antécédents héréditaires. — *Mère choréique. Frères
choréiques. Trois frères et sœurs présentent les mêmes
symptômes que lui.*
Démarche ataxique. Signe de Romberg. Mouvements
ataxiques aux extrémités. Mouvements de salutation. Force
conservée, sauf aux muscles du dos. Maladie de cœur, à
laquelle il a succombé.

Autopsie. — La moelle épinière extrêmement mince, sclérose considérable des cordons de Goll visible depuis le renflement lombaire jusqu'au plancher du IV° ventricule. Sclérose des faisceaux de Burdach dans lesquels on voit cependant des fibres saines disséminées. Dans les cordons de Burdach, une étroite bande limitant la corne postérieure et les racines a échappé à la dégénérescence. Sclérose diffuse des cordons pyramidaux croisés. Sclérose diffuse des bandes cérébelleuses ascendantes. A l'œil nu : grande diminution de la moelle dans son diamètre transverse.

Le cerveau, le pont de Varole, le bulbe et les enveloppes de la moelle sont intacts.

OBSERVATION XIII

(*Progrès Médical*, du 4 septembre 1897).

Un cas de maladie de Friedreich avec autopsie et examen histologique.

Observation recueillie par le docteur J. Simon. Examen histologique du docteur Philippe.

Rouzier (Adrien), âgé de 10 ans.

Dans les antécédents héréditaires il n'y a rien à signaler au point de vue neuropathique. Fils unique.

État actuel. — En faisant rester l'enfant immobile, on remarque un léger tremblement de la tête. La force musculaire des membres supérieurs conservée. La sensibilité est conservée dans tous les sens. Les membres inférieurs ne peuvent supporter le corps. Douleurs fulgurantes. Depuis un an, démarche impossible. Pas de réflexes rotuliens. Pieds creux. Pupilles normales. Nystagmus transversal. L'intelligence est médiocre.

Il urine souvent au lit.

Autopsie. — 1° La moelle est le siège d'une sclérose combinée (cordons postérieurs, faisceau pyramidal, faisceau cérébelleux direct).

2° Lésion des cellules de la substance grise.

Observation XIV

(Vizioli. — *Giornale di neuropathologia*, 1885 ; Soca, Thèse de Paris.)

Vincenzo Vitelli, 44 ans.

Début de la maladie à 14 ans.

Antécédents héréditaires. — *Père goutteux, irascible, mort d'apoplexie cérébrale. Mère bizarre, migraineuse,* ayant eu des *convulsions* dans l'enfance. 7 *frères ou sœurs Friedreich* : 1 *sœur a de l'hémi-atrophie faciale,* 1 *frère hypochondriaque,* 2 *sœurs irascibles, irritables,* 1 ivrogne, 3 bien portants. 2 *enfants Friedreich.*

Etat actuel. — Trouble de la parole. Nystagmus. Mouvements des membres très limités. Dans les membres inférieurs paralysie au début, mais incoordination au maximum. Sensibilité conservée. Douleurs au niveau des renflements cervical et lombaire. Réflexes cutanés conservés, réflexes tendineux abolis.

Observation XV

Un cas de maladie de Friedreich par le docteur Botkine,

Mediz. Obozr., 1885, n° 1, pp. 32-38.

Théodore M... Malikh, âgé de 22 ans, célibataire, entre à l'hôpital de Jaroslaw, le 7 mars 1884.

Antécédents héréditaires. — *La mère* du malade était *hystérique,* et quelques années après la naissance de son

fils Th., était atteinte de *folie. Le père* est mort il y a
10 ans et pendant les quinze dernières années de sa vie
était atteint d'une *affection spasmodique* ressemblant à
celle de son fils.

Le frère aîné dans son enfance avait des *convulsions.*
Le *frère cadet* présentait les symptômes de l'*insanité* dans
la sphère des idées morales.

Antécédents personnels — Le malade a commencé à
marcher à la troisième année ; était souvent malade. Les
maladies s'accompagnaient souvent de *convulsions.* A la
période de 8 à 15 ans, a eu une fluxion de poitrine, une
scarlatine et une fièvre typhoïde ; ces maladies s'accompagnaient aussi de convulsions.

Comme caractère, il était craintif, irascible ; quant
à sa conduite, âgé de 16 ans, il était chassé du collège.

En 1885, gonflement douloureux des articulations,
maux de tête violents, insomnie et angoisse. Le 6 dé-
cembre, se trouvant dans l'église, il éclate d'un fou rire.
La police l'envoya à l'hôpital, où il resta quatre mois, et
où, dit le malade, en quelques jours, apparurent les
symptômes qui persistent. En même temps, il y avait des
vomissements.

Etat actuel : pas de troubles de l'ouïe, du goût, de
l'odorat. Le fond de l'œil est normal. Nystagmus ; la
réaction des pupilles à la lumière est normale ; blépha-
rospasme clonique. La température est normale. La miction et la défécation normales. Le sommeil et l'appétit
sont bons. Salivation.

Motilité : les mouvements actifs sont accompagnés de
mouvements involontaires. Tremblement de la tête et
grincement des dents. Nystagmus.

Tremblement du thorax et des membres inférieurs.
La démarche est ataxique. Ataxie considérable aux mem-

bres supérieurs. Pas de signe de Romberg. L'ataxie est surtout prononcée quand le malade exécute un mouvement. compliqué.

Chaque mouvement volontaire. est accompagné d'une série déterminée de mouvements involontaires ; ces derniers cessent dans le décubitus.

Le grincement des dents cesse seulement pendant le sommeil. Nystagmus vertical et horizontal. Contracture des muscles du cou et des membres supérieurs ; cette contracture limite les mouvements volontaires et involontaires.

La parole n'est pas monotone ; certains mots sont incompréhensibles. Rémission des troubles de la parole au bout d'un mois de séjour à l'hôpital. La force musculaire est diminuée.

Dans le décubitus, ne peut lever la jambe ; la jambe étant levée il ne peut pas la retenir en l'air.

Réflexes. — Réflexes plantaire et crémastérien bien déterminés ; réflexes abdominal et inter-scapulaire visibles.

Réflexe patellaire exagéré.

Sensibilité. Par moment vertiges et douleurs fulgurantes dans les extrémités. Pas de paresthésie, sensibilité conservée.

Le malade se rend compte de la position du membre dans l'espace. La pression sur les épines des vertèbres dorsales est parfois douloureuse.

Cypho-scoliose. — Les muscles et les nerfs réagissent bien aux courants galvaniques et faradiques.

« *Résumé.* — 1° Hérédité névropathique : son père présentait, à 15 ans, les symptômes de Friedreich ; 2° symptômes précurseurs : vertiges, diplopie, maux de tête, insomnie ; 3° début de la maladie à la puberté, marche

rapide ; 4° symptômes : *a)* ataxie des extrémités supérieures et inférieures du tronc et du cou, nystagmus ;
b) parole ataxique ; *c)* convulsions cloniques des massé-
ters ; *d)* diminution des forces ; *e)* contractures parfois
avec les mouvements volontaires et involontaires ; *f)* réflexes tendineux exagérés ; *g)* cécité de l'œil gauche ;
h) cypho-scoliose ; *k)* salivation marquée ; 5° signes négatifs : absence de troubles de la sensibilité et de troubles trophiques ; 6° marche chronique de la maladie.

Sans doute, la plupart des symptômes sont en faveur
de la maladie de Friedreich, mais les parésies, les contractures, les réflexes tendineux, l'amaurose, le grincement des dents : tous ces symptômes sont propres à la
sclérose disséminée.

En effet : 1° Friedreich lui-même a noté les parésies et
les contractures dans certains cas.

2° L'absence des réflexes tendineux était notée par
Friedreich seulement dans 4 cas (2, 4, 7 et 9) ; dans 5
autres, il n'en parle pas.

En outre, on sait (Erbe, Bramwell) que le réflexe tendineux (patellaire) ne manque pas toujours dans les lésions
des cordons postérieurs. Donc la présence des parésies,
des contractures et des réflexes tendineux n'exclut pas
la maladie de Friedreich.

A propos de l'amaurose et du grincement de dents on
ne peut faire à l'heure actuelle que des hypothèses. D'après
l'opinion de Féré et d'Erbe (Féré, *Progrès médical*, n° 45,
1882), la maladie de Friedreich est la forme intermédiaire
entre la sclérose en plaques et le tabes ; alors il n'y a rien
d'étonnant à ce que les symptômes des deux lésions se
confondent comme il arrive dans mon cas. »

OBSERVATION XVI

Alexandro Tedeschi. — *(Beiträge zur pathologischen. Anatomie und zur allgemeinen Pathologie.*
Un cas de maladie de Friedreich, suivi d'autopsie au laboratoire de l'hôpital des aliénés de Florence.

Eg. Pece, 17 ans. Orphelin. *Antécédents héréditaires inconnus. Un de ses cousins est maniaque.*

Début de la maladie à 12 ans. Mouvements choréiques du bras gauche, puis du bras droit, et enfin des membres inférieurs. Démarche très lente, presque ataxique. Parole scandée et lente. Mort d'une pneumonie. Autopsie.

Les fibres nerveuses des cordons postérieurs de la moelle lombaire très altérées. Dans la moelle dorsale les racines médianes très altérées , les cornes postérieures difformes et amincies. Le tissu fibreux de la substance grise, surtout dans les colonnes de Clarke, très réduit. Le nombre des cellules nerveuses dans cette région très amoindri. Rien de grave dans les cordons latéraux. Dans la moelle cervicale, même altération des cordons postérieurs que dans la moelle dorsale. Les altérations de ces cordons dans le bulbe se prolongent jusque dans les îlots de Goll et de Burdach. La dure-mère de la moelle épinière normale, la pie-mère très épaissie. surtout dans la partie postérieure.

OBSERVATION XVII

Dr Bezold, Deutsche Zeitschrift für Nervenheilkunde « *Klinische Beiträge zur Kenntniss der Friedreisch schen Kramkheit* ». Pages 157-187.

M. P..., âgé de 15 ans.
Antécédents héréditaires. — Fils unique. *Parents bien*

*portants. Pas de syphilis. Pas d'alcoolisme. Pas de mala-
dies nerveuses dans la famille.*

Début de la maladie à 5 ans. Difficulté pour uriner. Pas
de troubles psychiques. La réaction des pupilles à la lumière est normale. Parole lente, mais distincte. Pied en
varus équin. Ataxie des membres supérieurs et inférieurs. Démarche ataxïque. Signe de Romberg. Dans la
station debout, tremblement de la tête et du corps. Réflexes
patellaires abolis.

OBSERVATION XVIII

Dr Bezold. — *Deutsche zeilschrih fur Nervenheilkunde. Klinische Beiträge zur
Kenntniss der Friedreich'schen Krankheit*, p. 187.

H. P..., âgé de 11 ans.

*Antécédents héréditaires.—Parents bien portants ; frère
aîné et sœur cadette de même. Pas de maladies nerveuses
dans la famille. Un oncle sourd-muet. Un autre mort après
avoir présenté des phénomènes de convulsions. Pas d'alcoolisme chez les parents. Pas de syphilis.*

Antécédents personnels : scarlatine et rougeole, dans
l'enfance. A l'âge de 8 ans, *influenza.* Démarche chancelante depuis. Un an, après tremblement des membres supérieurs.

Etat actuel : mouvements choréiques aux membres supérieurs. Tremblement de la tête et du thorax dans la station assise. Tremblement accentué dans la station debout.
Démarche ataxique. Réaction des pupilles à la lumière
normale. Pas de nystagmus. Pas de troubles de la sensibilité. Réflexes patellaire et d'Achille abolis.

Observation XIX

Dᵣ Biro. — *Deutsche Zeitschrift für Nervenheilkunde*, XIX, Bd. 1900
Einige Mittheilungen über di Friedreische'sche krankheit

1ᵉʳ *cas*. — W. S..., âgée de 18 ans.

Antécédents héréditaires : Père mort d'une maladie de cœur. Mère probablement Friedreich. Beaucoup de maladies nerveuses dans la famille.

Début de la maladie à 12 ans. Tremblement des membres supérieurs et inférieurs, de la tête et du tronc. Cyphose. Pied de Friedreich. Signe de Romberg. Tremblement intentionnel. Démarche choréo-ataxique. Pas de paralysie, pas de parésie. Réflexe patellaire aboli. Réflexe du tendon d'Achille de même. Intégrité de la sensibilité tactile et thermique.

2ᵐᵉ *cas*.— Hélène S..., âgée de 40 ans, mère de W. S...

Antécédents héréditaires : Beaucoup de maladies nerveuses dans la famille.

Début de la maladie après l'accouchement. Les suites de couches étaient normales. Tous les mouvements volontaires sont accompagnés de tremblement. Station debout et marche impossibles. Douleurs dans les extrémités supérieures et inférieures. Convulsions qui sont suivies de maux de tête. Nystagmus. La réaction des pupilles normale. Abolition des réflexes patellaire et du tendon d'Achille.

Observation XX

(Docteur Levkovitch, Przeglad lekavski. — *Médiz. Obozr.*, 1902, n° 45)
Conférence faite à la Société médicale à Krakow, le 15 octobre 1902.

T. J..., âgé de 10 ans.

Antécédents héréditaires : Pas de maladies nerveuses

dans la famille. Les membres bien portants, le père nie la syphilis et l'alcoolisme ; 3 sœurs de 2, 6 et 8 ans, bien portantes.

Antécédents personnels : rachitisme à l'âge de 3 ans ; fluxion de poitrine, maux de tête, vertiges.

Début de la maladie à 9 ans.

État actuel. — Mouvements choréïques au repos. Tremblement de la langue. Oscille dans la station debout. Signe de Romberg. Démarche ataxique. Réflexes patellaires abolis ; les autres réflexes conservés. Les pupilles réagissent bien à la lumière. La force musculaire diminuée. Pied varus équin. Pas de troubles de la sensibilité.

OBSERVATION XXI

Par le Dr Descroizilles, médecin de l'hôpital des Enfants-Malades. *(Progrès Médical,* 10 juillet 1886, p. 570).

Dav... Alfred, âgé de 6 ans 1/2.

Antécédents héréditaires. — Le père du jeune Dav..., homme de peine aux halles, jouissait d'une certaine aisance relative, il déclarait n'avoir jamais eu la syphilis et être resté de tout temps étranger aux habitudes alcooliques ; chez sa femme on ne découvrit aucune trace d'affection spécifique. D'une bonne santé habituelle, elle s'exprimait en bons termes, mais avec peu de précision et de façon à prouver que *son intellect manquait de netteté.* On nous affirma *qu'on ne connaissait dans les ascendants directs ou dans les collatéraux, soit du côté paternel, soit du côté maternel, aucun cas de folie ou d'affection nerveuse.* A. D .. était l'aîné de quatre enfants dont le second, petite fille âgée de quatre ans, commençait seulement à parler depuis peu de mois et avait paru, pendant longtemps, être

fort arriérée au point de vue intellectuel. Le troisième
garçon de trois ans se développait régulièrement sous
tous les rapports ; le quatrième, une petite fille, âgée de
un an à peine, est morte à la suite de symptômes convul-
sifs. Dav... fut allaité par sa mère jusqu'à l'âge d'un an.
Il commença à marcher et à parler vers le treizième ou qua-
torzième mois de son existence. Il atteignait la fin de la
seconde année lorsqu'il *tomba* d'une petite chaise sur laquelle il était assis et dont la hauteur ne dépassait pas
quinze ou vingt centimètres. Peu de temps après cet accident, on remarqua qu'il ne marchait plus comme les
enfants de son âge et presque à la même époque on
s'aperçut qu'il ne parlait plus aussi clairement qu'il l'avait
fait de prime abord.

Examen en 1884. — Le malade exécutait assez bien,
avec ses mains et ses avant-bras, quelques-uns des mouvements qu'on lui prescrivait, mais lorsqu'on l'abandon-
nait à lui-même, on voyait survenir dans les deux membres
supérieurs un tremblement fort accentué.

Si l'on faisait lever l'enfant, il ne pouvait rester dans
l'attitude verticale qu'en écartant les jambes. La marche
était ataxique, hésitante. La parole était hésitante et saccadée. Nystagmus. Il expulse involontairement l'urine et
les matières fécales. Les réflexes rotuliens conservés.

En 1885, tremblement intentionnel qui, n'existant pas
à l'état d'inaction, se produit dès qu'un déplacement
s'effectue pour qu'un acte déterminé s'accomplisse. Les
mots sont articulés lentement, avec peine. Pas de douleurs
fulgurantes.

« Nous sommes donc en présence d'un état intermédiaire
qui rappelle par quelques traits de sa physionomie la
sclérose en plaques et par d'autres l'ataxie locomotrice
progressive.

L'interprétation de ce fait ne saurait rester douteuse ; il s'agit d'un cas de maladie de Friedreich et, sur ce point d'ailleurs, le jugement de plusieurs observateurs compétents est venu confirmer ma propre appréciation. »

OBSERVATION XXII

Un cas de maladie de Friedreich, suivi d'autopsie. — Duncan Grenley et Carrington Parvis Friedreich's Paralysis.

A. Pevnitzki. — Conférence sur la maladie de Friedreich. *Revue de neurologie et de psychologie expérimentale.* Pétersbourg. 54. 1902, p. 281. Sous la rédaction de Bechterew.

L'auteur a eu l'occasion d'observer à Kimberley, dans une famille de boers, un frère et une sœur atteints de maladie de Friedreich à marche rapide. Au bout de quatre ans, la sœur (âgée de 13 ans) était morte après avoir présenté des troubles bulbaires.

L'examen de la moelle épinière a montré : l'atrophie de la moelle qui était plus grêle que celle d'un chat. Dans le renflement cervical on a trouvé la sclérose des faisceaux de Goll, de Burdach, sclérose du faisceau antéro-latéral de Gowers-Bechterew, sclérose du faisceau cérébelleux direct.

Dans la colonne de Clarke les cellules atrophiées, diminuées de nombre, se colorant mal. La zone de Lissauer atteinte seulement dans la partie adhérente au faisceau cérébelleux direct ; de même que le faisceau pyramidal latéral. Dans la région thoracique il y avait sclérose considérable du faisceau cérébelleux direct. Dans la région lombaire, sclérose du faisceau en virgule, des fibres formant la commissure postérieure ; faisceaux antéro-latéraux moins atteints que dans la région thoracique.

Les cellules nerveuses dans les cornes antérieures et postérieures étaient atrophiées, diminuées de nombre.

Les noyaux souvent absents, on n'a pas trouvé des granulations de Nissl dans le corps de la cellule. Parois vasculaires intactes. Ecorce cérébrale saine. L'examen des nerfs sciatiques a montré une inflammation scléreuse disséminée.

L'affection a débuté chez les deux malades après la scarlatine. La maladie chez le garçon a présenté une forme grave.

Observation XXIII

(Docteur Stein, à Berlin. Bibl. Vr. 1897, n° 12.)

X..., docteur en philosophie, âgé de 23 ans.

Antécédents héréditaires. — Dans la famille beaucoup de maladies nerveuses. Frère aîné : tabes dorsalis.

Début de la maladie, à 14 ans.

Etat présent. — Arrêt de développement de la partie gauche de la face.

Mouvements athétiques des membres supérieurs. Main droite en hyper-abduction. Pas de nystagmus. Scoliose, sensibilité intacte. Réflexe patellaire conservé. Démarche ataxique.

L'auteur croit être en présence d'un cas Friedreich, et en plus, d'un arrêt de développement du cervelet.

Observation XXIV

Evereth Smith (Boston Medical and Surgical Journal, 1885.) (Un cas de maladie de Friedreich suivi d'autopsie. Conférence de Smidt. (Jahresbericht fur die gesammte Medecin. 1885. n° 23)
. (Ataxie héréditaire et dégénérative.)

Dans la famille W..., *père et cinq filles Friedreich.*

Antécédents héréditaires. — Père Friedreich et alcoolique. Du côté de la *mère, beaucoup de maladies nerveuses.*

13 enfants dont 7 bien portants et 5 *Friedreich* et un mort jeune. Tous les 5 cas sont analogues.

Début de la maladie, de 6 à 9 ans, par des troubles gastro-intestinaux, palpitations et démarche ataxique. Un cas est suivi d'autopsie.

Klara W..., 29 ans, était bien portante jusqu'à 9 ans. A 9 ans, palpitations de cœur et faiblesse dans les extrémités inférieures. Démarche ataxique. A 21 ans, maux de tête et douleurs dans la colonne vertébrale. Depuis, apparaissent anémie, douleurs fulgurantes, vertiges. Cyphoscoliose. Pied varus-équin. Réaction des pupilles à la lumière normale. Nystagmus. Parole scandée et lente. Quelque amélioration après le traitement par l'électricité.

En 1883, symptômes de myélite cervico-dorsale. Tendance à l'épistothonus, dyspnée intense, palpitation ; faiblesse générale et mort, trois semaines après.

Autopsie faite par Pulmann et Quiney : sclérose intense des cordons postérieurs, des faisceaux pyramidaux, à la partie postérieure de la moelle et des faisceaux pyramidaux latéraux, dans la région lombaire. Destruction considérable des fibres nerveuses des deux cornes postérieures ; destruction partielle dans les antérieures. Le nombre de cellules de Deiters n'est pas augmenté.

L'auteur suppose que la maladie consiste dans l'arrêt de développement des cellules et fibres nerveuses.

OBSERVATION XXV

Ataxie héréditaire ou maladie de Friedreich par le Dr Koptchinski (*Medycyne*, 1898-99. N°s 1, 2, 3, 4.— *Bezlad dziedziezny ezyli choruba Friedreich'a*, Napisal Stanislaw Kopczynski).

Le 29 octobre 1898, dans le service du professeur Oppenheime, une femme d'un ouvrier a amené 2 enfants malades.

Cas n° 1. – Ernest P...

Antécédents héréditaires.— *Les parents se portent bien ; pas d'alcoolisme, pas de syphilis, pas d'intoxication par le plomb. Pas de maladies nerveuses dans la famille ;* 4 sœurs aînées se portent bien, une *sœur cadette Friedreich.*

E. P..., a commencé à marcher à 3 ans. A 5 ans, méningite, troubles consécutifs de la marche et de la parole. Examen du malade : tremblement de la tête, du tronc, des extrémités. Des *contractions* fibrillaires dans les muscles de la face, du cou, des extrémités. Signe de Romberg ; tremblement persiste dans la station assise. Cypho-scoliose. Démarche ataxique : écarte les jambes, ne soulève pas les pieds aussi haut qu'un tabétique. Le tremblement persiste dans le décubitus dorsal. Tous les mouvements des extrémités sont ataxiques. La force des membres supérieurs conservée, la force des fléchisseurs et des extenseurs paraît diminuée. Pas d'atrophie. Réflexe tendineux aboli ; réflexe crémastérien normal. Pas de troubles de la sensibilité. La parole est nasonnante. La réaction des pupilles à la lumière et à l'accommodation normale. Pas de troubles psychiques.

Cas n° 2. — Emma P..., sœur d'Ernest, 8 ans.

Début de la maladie à 6 ans. Pas de maladies antérieures.

Examen : Mouvements involontaires du tronc, de la tête et des extrémités. La démarche hésitante tabéto-cérébelleuse (Charcot). Les oscillations augmentent quand la malade ferme les yeux. La force musculaire conservée. Sensibilité intacte. Le réflexe patellaire impossible à obtenir. Parole traînante, nasonnante. Tremblement de la langue. La réaction des pupilles à la lumière et à l'accommodation normale. Pas de troubles psychiques.

Observation XXVI

(Koptchinski. — Medycyne, 1898.)

Guertrouda Z., âgée de 15 ans.

Antécédents héréditaires. — Les *parents morts* tous les deux de *maladie de cœur.* Trois sœurs aînées bien portantes. Une sœur cadette maladive. *Pas de maladies nerveuses dans la famille.*

Examen. — La malade oscille ; tremblement de la tête, du tronc et des extrémités. Tremblement intentionnel. Démarche tabéto-cérébelleuse, cyphose. La force est normale. Le réflexe patellaire conservé. Diminution de la sensibilité cutanée à la moitié gauche de la face. Tremblement de la langue. Pas de nystagmus. La parole est lente, nasonnante. Pas de troubles psychiques.

Observation XXVII

(Bramwell. — 2 cas de maladie de Friedreich, suivis d'autopsie. *British. Med. Journ.* 2 oct. 1897). Jahresberichte über die Leistungen und Fortschritte auf den gliete der neurologie und psychiatrie, 1897.

Malade âgé de 24 ans. Début de la maladie à 7 ans. Dans l'enfance, crises convulsives de pleurs et de rire. A 7 ans, ataxie aux membres inférieurs. Incontinence d'urine, troubles sphinctériens. A 11 ans, ataxie aux membres supérieurs. Endocardite, rhumatisme articulaire. Mort.

Sa sœur (19 ans), *Friedreich* depuis l'âge de 5 ans 1/2. Signes particuliers : douleurs fulgurantes aux membres inférieurs. Céphalées. Dénutrition générale. Mort.

L'autopsie a démontré la sclérose des cordons postérieurs, des colonnes de Clarke et des faisceaux cérébelleux.

OBSERVATION XXVIII

Bonnus, Thèse de Paris, 1898.

Un cas de maladie de Friedreich suivi d'autopsie.

A. — Jules G..., 39 ans, corroyeur.

Antécédents héréditaires.— Père mort *hémiplégique* à 68 ans, *très alcoolique*, d'après les dires du malade. Employé chez un marchand de produits chimiques, il buvait autant d'alcool qu'il pouvait en dérober.

Mère âgée de 63 ans, encore *bien portante* et pouvant s'occuper des soins du ménage.

Le malade a deux sœurs, âgées de 30 et de 25 ans, qui sont bien portantes.

Le frère Louis est atteint de maladie de Friedreich.

Dans *les antécédents personnels*, nous ne trouvons à signaler que *plusieurs attaques de rhumatisme articulaire aigu.* Pas d'éthylisme. Pas de syphilis. La maladie semble avoir débuté en 1883. Il avait 25 ans, venait de terminer son service militaire.

A ce moment, il remarque qu'il ne marche plus d'aplomb, qu'il trébuche facilement, qu'il oscille en marchant, qu'il festonne, tous les phénomènes s'accentuant dans l'obscurité.

Il a souvent des *migraines* ophtalmiques du côté gauche.

Vers le milieu de 1884, apparition des douleurs fulgurantes dans les membres inférieurs. En 1890, troubles moteurs du côté des membres supérieurs ; les mouvements deviennent brusques, saccadés.

Vers 1891, apparition des troubles de la parole.

En 1892, il entre à la Salpétrière en même temps que

son frère Louis. On constate alors une démarche surtout titubante dépassant à droite et à gauche la ligne de marche. Les yeux fermés, la marche est impossible. Vacillation de la tête. Réflexe rotulien aboli. Les membres supérieurs pendant l'occlusion des yeux, présentent de l'incoordination ; la parole est lente et saccadée. Pas de nystagmus. Pas de troubles trophiques, pas de pied bot. Légère scoliose.

Diagnostic porté par Charcot : maladie de Friedreich. Autopsie faite le 26 février 1896.

B. — Louis G..., 31 ans, frère du précédent.

Le malade a eu jusqu'à 15 ans de l'incontinence d'urine. Pas de syphilis.

C'est à l'âge de 21 ans que, étant soldat, il a commencé à présenter des troubles de la marche. Ces troubles se prononçant, il est réformé au bout de 11 mois de service. Les troubles de la marche allèrent en augmentant ; il festonnait, il titubait de plus en plus ; puis apparurent des migraines ophtalmiques, symétriques, violentes.

En 1892, se montrent des douleurs de reins et des douleurs fulgurantes dans les membres inférieurs ; à ce moment aussi apparaissent les troubles de la parole. Il entre alors à la Salpêtrière en même temps que son frère : il présente du nystagmus, de l'absence des réflexes rotuliens, le signe de Romberg, la titubation cérébelleuse très nette et des troubles de la parole qui est lente et scandée. Léger nystagmus, pas de signe d'Argyll Robertson. Charcot porte le diagnostic de maladie de Friedreich.

OBSERVATION XXIX

Empruntée à la thèse de Bonnus, Paris, 1898

(Recueillie dans le service du professeur Raymond)

Le malade D..., n'a pas connu ses grands-parents.

Son *père* est mort à 45 ans d'une *affection cardiaque*.

Sa mère est morte à 62 ans.

Il a eu douze frères ou sœurs ; huit sont morts en bas-âge, deux autres sont morts à vingt-un ans et dix-neuf ans. Deux sœurs sont vivantes et bien portantes ; l'une à trente-deux ans, l'autre à vingt-huit. Pas de maladies dans l'enfance. *Vers l'âge de douze ans* on s'aperçut qu'il avait une *légère gibbosité* dorsale, mais il n'en a jamais souffert.

A vingt ans il contracte la syphilis ; il a un chancre, la roséole, des plaques muqueuses ; il suit le traitement pendant 6 mois.

Vers l'âge de 23 ans, D..., qui était balancier et travaillait debout, remarqua qu'il était moins d'aplomb sur ses jambes, aussi devait-il se « caler solidement» pour pouvoir continuer son travail.

En 1898, le malade ne peut faire quelques pas qu'en se tenant aux murailles. La tête est animée de petits mouvements verticaux. Le signe de Romberg existe.

L'écriture est impossible.

La force musculaire est conservée.

L'intelligence et la mémoire sont intactes.

La parole est lente, un peu scandée.

Réflexe rotulien aboli ; réflexe cutané conservé.

OBSERVATION XXX

Thèse de Bonnus, p. 31, Paris 1898 (Thèse d'Erlangen, 1894).

Em. Moritz, 22 ans.

Début de la maladie à 20 ans.

Antécédents personnels. — *Père mort* à un âge avancé *d'hémorrhagie cérébrale.* Sa *mère* et un de ses *frères* sont vivants et *bien portants.* Une *sœur* morte, à 10 semaines, de *convulsions.* Aucun de ses autres parents ne présente de maladie du système nerveux. *Il a eu la scarlatine et la rougeole dans son enfance.*

Etat actuel : Incoordination des mouvements des membres supérieurs et des membres inférieurs. Pas de troubles de sensibilité cutanée sur le tronc ; au bras la sensibilité paraît un peu diminuée ; il confond une piqûre d'aiguille avec la sensation de chaleur ou de froid. Le malade se plaint d'avoir souvent et sans motif des émotions et des sensations de chaleur. Réflexe rotulien et du tendon d'Achille abolis.

Dans la station assise, le dos non appuyé, le bassin et la colonne vertébrale se balancent.

OBSERVATION XXXI

Th. de Bonnus, p. 36, Paris 1898 (Thèse d'Erlangen, 1894).

Fr., Carle, 34 ans.

Début de la maladie à 21 ans.

Antécédents personnels. — *Parents vivants bien portants. Pas de maladies nerveuses chez d'autres parents.* Un frère mort de diphtérie à 4 ans. Une sœur vivante, en bonne santé.

Etat actuel : La parole est lente, scandée. Cyphose de la partie dorsale de la colonne vertébrale. Tremblement dans les mains quand on lui fait faire un mouvement compliqué. Incoordination considérable aux membres inférieurs. Sensibilité cutanée conservée. La sensibilité à la douleur est normale..

Sens musculaire conservé.

Réflexes cutanés conservés. Réflexes tendineux abolis.

OBSERVATION XXXII

(Musso, Malatia di Friedreich, Rivista clinica di Bologna, 1884).

(Th. de Bonnus, Paris 1898)

Antécédents héréditaires. — Mère. — *Mélancolie avec plus tard démence.*

Père ataxique probablement. Du mariage n'acquirent deux enfants : Ignazio et Cattarina.

1. — Ignazio, un peu névropathe, de constitution débile, de son mariage a 7 enfants ; 3 morts-nés, 1 garçon bien portant et 3 filles.

La première, Antonia, 28 ans, atteinte de maladie de Friedreich, ayant débuté à 13 ans.

La deuxième, Anna, 27 ans, maladie de Friedreich, ayant débuté à 12 ans.

La troisième Maria, 20 ans, maladie de Friedreich ; début à 13 ans.

2. — Cattarina, bien portante, de son mariage a 13 enfants : 4 morts-nés, 6 bien portants, 3 atteints de maladie de Friedreich.

Deux, Ignazio et Domenico, morts à 45 et 40 ans , paraissent avoir présenté nettement, d'après les renseignements fournis par la famille, les signes de la maladie de Friedreich.

Le troisième, Antonio, est âgé de 43 ans. Sa santé fut parfaite jusqu'à 23 ans, époque à laquelle en même temps que ses deux frères, il fut atteint d'une variole bénigne. Deux ans après, à 25 ans, il ressentit les premiers symptômes de la maladie actuelle.

Les mouvements des extrémités sont ataxiques et surtout ceux des extrémités inférieures. Dysarthrie ataxique considérable. La langue projetée hors de la bouche n'est pas déviée, mais est agitée d'un tremblement fibrillaire très marqué.

Les sensibilités tactile, thermique et à la douleur apparaissent très obtuses tant à la face qu'aux extrémités supérieures et surtout aux inférieures. La piqûre de la plante du pied est sentie comme un simple contact. La pression des apophyses épineuses est douloureuse tout le long de la colonne vertébrale, surtout à la région lombaire.

Le réflexe rotulien est aboli des deux côtés.

Les fonctions psychiques sont affaiblies, puisque le malade est apathique, incapable d'une longue attention.

OBSERVATION XXXIII

(Thèse de Bonnus, Paris, 1898)

(Carré, *de l'Ataxie locomotrice progressive*. Thèse de Paris, 1862)

Sophie C..., célibataire, âgée de 26 ans.

Antécédents héréditaires. — Sa grand mère, sa mère et tous les parents de celle-ci, au nombre de 8, ont présenté les mêmes symptômes que ceux que nous observons chez Sophie. Elle fait partie d'une famille de 12 enfants,

dont 7 ont été atteints. Parmi ces derniers, 3 ont succombé, deux garçons et une fille. Une sœur est ataxique
à Montpellier, deux frères à Aubenas. L'un se conduit encore avec un bâton ; l'autre se trouve accroupi sur ses
quatre membres, il est sourd. Sophie a encore un cousin
qui a contracté la maladie à l'âge de 31 ans ; il n'y voit
pas du tout, il a conservé la force musculaire.

Ainsi donc *18 membres de sa famille paraissent avoir
été atteints de la même maladie qu'elle.*

Début de la maladie à 22 ans, en 1858. En 1862, grâce
à une amélioration dans son état, la marche est possible.

Pendant la marche, le cou est pris de mouvements involontaires. Aux membres inférieurs aussi, quelques phénomènes particuliers : les grands mouvements qui se pas-
sent dans l'articulation de l'épaule ont conservé leur
précision ; les mouvements des doigts, au contraire, sont
entravés. La sensibilité générale existe partout. L'intelligence est intacte. La parole est embarrassée.

OBSERVATION XXXIV

(Gowers. Transactions of the Clinical Society. London, 1881, vol. XIV.)

Antécédents héréditaires. — *Père* atteint de *mal de
Bright. Mère choréique.* Un *oncle* atteint de *mal de Bright.*
Un autre *oncle aliéné.*

La famille se compose de neuf enfants. L'aîné, homme
de 39 ans, a présenté, à 21 ans, les premiers symptômes
de maladie de Friedreich. Le second est mort à 40 ans ;
le troisième a 33 ans et est bien portant ; le quatrième
est âgé de 31 ans et ne présente aucun trouble ; le cinquième, une fille, âgée de 29 ans, a été atteint, à 18 ans,
de la maladie de Friedreich ; le sixième, 26 ans, est bien

portant ; le septième est un homme de 23 ans : Friedreich
débutant à 19 ans ; le huitième est aussi un Friedreich
(pas d'indication pour l'âge du début) ; le neuvième, âgé
de 19 ans, est aussi un Friedreich.

Le seul de ces malades qui nous intéresse est l'aîné.
Quand il marche lentement il n'a pas d'ataxie marquée ;
mais quand il allonge le pas, ses jambes se lèvent trop
haut et sont projetées en avant d'une manière exagérée.

Incoordination marquée des mouvements des mains.
Sensibilité au contact partout normale ; sensibilité à la
douleur nettement augmentée aux jambes ; une égrati-
gnure même légère le fait crier. Les réflexes cutanés sont
forts, à l'exception du R. crémastérien. Réflexe rotulien
absent. Pas de clonus du pied. Parole nettement atteinte ;
il mange certaines syllabes ; d'autres fois, il les scande.

Oservation XXXV

(Dreschfeld, Manchester and Liverpool medical and surgical Reports, 1876,
p. 93.) (Th. de Bonnus, Paris, 1898, p. 52.)

*Dans une famille de quinze enfants, cinq furent affectés
d'ataxie locomotrice* (trois frères et deux sœurs). *Le père,
âgé de 72 ans, est vivant et bien portant. La mère est
morte d'une bronchite à 54 ans.* Des dix enfants non
atteints, sept sont morts. De ceux-ci, trois sont morts à
l'âge de 2 ou 3 ans, de rougeole ; un autre est mort à
14 ans des suites d'un traumatisme ; un autre succomba
à 36 ans à une affection de poitrine, et *deux à 27 ans à
une affection aiguë, n'ayant duré qu'une semaine et caractérisée par du délire et de la fièvre. Le diagnostic porté
était fièvre cérébrale.* Les trois qui vivent sont vigoureux

et bien portants ; deux sont mariés et ont eu des enfants bien portants.

Parmi les cinq enfants atteints d'ataxie, deux sont morts et trois sont vivants (quatre ont été atteints à 20 et 21 ans).

1er *Cas.* — James B.... 42 ans, marié depuis quinze ans, trois enfants bien portants, âgés de quatorze, douze et neuf ans. Lui-même dans son enfance était bien portant. Fièvre typhoïde à 18 ans. A l'âge de 20 *ans* apparurent les premiers symptômes de la maladie.

Membres supérieurs. — Mouvements des bras se font sans incoordination. Sensibilité intacte.

Membres inférieurs. — Dans le décubitus dorsal les mouvements sont coordonnés. Incapable de marcher sans canne.

2e *Cas.*—John B..., 52 ans. *Début de la maladie à 23 ans.* Pas d'incoordination dans les mouvements des bras, pas de perte de sensibilité tactile. Membres inférieurs : dans le décubitus dorsal, il exécute des mouvements sans incoordination ; les yeux fermés, l'incoordination est manifeste. Il marche sans aide jetant ses jambes et ses pieds de côté.

3me *cas.* — Marthe C..., 34 ans. Mariée, trois enfants bien portants. *Début de la maladie à l'âge de 20 ans.*

Extrémités supérieures. Sensibilité et motilité normales. Extrémités inférieures. Marche ataxique.

4me *cas.* — Mrs Mary D..., morte à l'âge de 42 ans, mariée à 20 ans. Début de la maladie à 21 ans. Les symptômes qu'elle présenta correspondent de tous points à ceux de James B...

M. Samuel B..., mort à 21 ans. Malade dans les deux dernières années de sa vie. Les membres supérieurs n'étaient pas atteints. Mort de fièvre typhoïde.

Observation XXXVI

Docteur Bezold.—Deutsche zeitschrift für Nervenheilkunde Klinische Beiträge zur Kenntniss der Friedreisch'schen Krankheit.

K. F..., âgé de 34 ans.

Antécédents héréditaires. — Parents bien portants. Pas de syphilis. Pas d'alcoolisme. Pas de maladies nerveuses dans la famille. Un frère mort à 4 ans de diphtérie ; *une sœur* bien portante.

Début de la maladie à 20 ans.

Etat présent. — La réaction des pupilles à la lumière est normale. Tremblement de la langue. Parole scandée. Cyphose dorsale, lordose lombaire. Ataxie légère des membres supérieurs. Ataxie plus prononcée aux membres inférieurs. Tremblement de la tête et du tronc dans la station assise. Signe de Romberg. Démarche ataxique. Réflexe cutané conservé. Réflexes patellaires et d'Achille abolis.

Observation XXXVII

Dr Bezold. — Deutsche Zeitschrift für Nervenheilkunde Klinische Beiträge zur Kenntniss der Friedreich'schen Krankheit, 25 juin 1891)

M. E..., âgé de 22 ans.

Antécédents héréditaires. — Père mort d'une attaque d'apoplexie cérébrale. Mère et frère bien portants. Une sœur morte à l'âge de 2 mois et demi après avoir présenté des convulsions. *Pas de maladies nerveuses dans la famille.*

Antécédents personnels. — *Scarlatine* et *rougeole* dans l'enfance.

Début de la maladie à l'âge de 20 ans.

État actuel. — Pas de troubles de miction et de défécation. Pas de nystagmus. Légère atrophie musculaire. Pied varus équin. Mouvements ataxiques. Démarche ataxique. La sensibilité au tact et à la douleur est mal perçue aux membres inférieurs, de même aux membres supérieurs. Le réflexe patellaire et d'Achille sont abolis.

Observation XXXVIII

Maladie de Friedreich, accompagnée de troubles trophiques chez un imbécile épileptique, par le docteur Szczpiorski. *Progrès Médical*, XIV, 28, 1886

Jules G..., âgé de 37 ans, né de *parents bien portants,* accusait, dès son jeune âge, une insuffisance marquée des facultés mentales et était sujet aux attaques épileptiques.

Les renseignements pris sont muets sur l'existence de l'hérédité directe ou collatérale.

Les crises épileptiformes s'accentuant, on place le malade à l'asile de Saint-Dizier, à l'âge de 18 ans (en 1872).

Ici, à 23 ans, apparition d'ulcères à la partie antérieure des deux jambes qui depuis persistent toujours.

Un an plus tard, la démarche devient désordonnée, sans que jamais les douleurs aient précédé ou suivi ce phénomène morbide.

Cette ataxie s'accentue progressivement et, depuis 5 à 6 ans, met G... dans l'impossibilité de marcher seul.

Etat actuel (mai 1891) : Nystagmus. Absence du signe d'Argyll-Robertson. La langue, une fois tirée, ne peut pas rester immobile, elle se met toute d'une pièce dans différents sens. La parole est traînante. Les extrémités supérieures ne sont presque jamais en repos : ce sont des mouvements incomplets de supination ou de pronation des avant-bras ; des contorsions athétosiques des doigts. L'incoordination motrice est assez accentuée. La station debout sans appui est impossible. La démarche titubante. Le pied de Friedreich. Les réflexes patellaires et plantaires normaux. La sensibilité est partout conservée, sauf dans les membres inférieurs, où la sensibilité à la chaleur et au froid paraissent se confondre. C'est encore aux membres inférieurs que siègent, depuis quatorze ans, les troubles trophiques sous forme d'ulcères inguérissables symétriquement disposés. Mouvements involontaires du tronc et de la tête. Scoliose. Les attaques d'épilepsie survenant plusieurs fois par mois n'offrent rien de spécial.

Observation XXXIX

Un cas d'ataxie héréditaire de Friedreich. S. Koptchinski.

(Stanislaw Kopczyński. *Gazeta Lekarska*, n° 45, 1900.)

I..., française, âgée de 25 ans.

Antécédents héréditaires. — Père, 65 ans, bien portant, nie l'alcoolisme (?). Mère, morte *poitrinaire* à l'âge de 65 ans. A eu six grossesses. Les trois premiers enfants morts dans la première semaine de la vie. Deux fausses couches. Pas de *maladies nerveuses* dans la famille.

Antécédents personnels. — Variole et scarlatine dans l'enfance. Convulsions à l'âge de 8 ans.

A 17 ans, a perdu sa mère, et, sous l'influence de l'émotion, dit la malade, apparaissent la faiblesse, le tremblement, une démarche chancelante. N'est plus réglée depuis quelques années.

Examen. — Cypho-scoliose. Rit et pleure sans cause.

Pas de mouvements involontaires dans le décubitus
dorsal. Tremblement du corps dans la station assise ou
debout. Démarche tabéto-cérébelleuse. Signe de Romberg.
Pas d'atrophie. Anesthésie conjonctivale. Réflexe patellaire et celui du tendon d'Achille abolis. Réflexe cutané
conservé. Pas de signe de Babinsky. On a trouvé des
plaques anesthésiques et analgésiques dans les différentes parties du corps. Ce phénomène a disparu au bout de
deux jours. Sens musculaire conservé. La parole est
lente, scandée. Les organes de la vue et de l'ouïe sont
normaux. Le champ visuel rétréci à gauche. Nystagmus.
Les pupilles également dilatées. La réaction à la lumière
et à l'accommodation est paresseuse. Pied de Friedreich.

TABLEAU SYNOPTIQUE

Dans le tableau suivant, nous avons résumé, pour plus de
facilité et plus de clarté, l'hérédité dans chacune des observations
que nous avons rassemblées.

Tableau I

	COTÉ PATERNEL	COTÉ MATERNEL	FRÈRES ET SŒURS
Observation I Marinesco *Autopsie*	Grand'mère, trem- blement sénile.	Mère nerveuse, attaques d'hystérie	Frère et sœur bien portants.
Observation II Combes	Père, méningite dans l'enfance, guérie ; 3 attaques de rhumatis- me articulaire aigu ; alcoolique ?	Mère, crises de nerfs ; grand'père attaque d'hémiplé- gie.	Un frère convul- sions ; une cousine maladie nerveuse, très probablement Friedreich.
Observation III Friedreich *Autopsie*	Père, hydropisie.	Mère morte de paraplégie subite.	Une sœur Fried- reich et diabète.
Observation IV Friedreich 3 *autopsies*	Père alcoolique, tous les enfants conçus en état d'ivresse.	Mère débile intel- lectuelle.	Une sœur Fried- reich et lésion mitrale ; une sœur Friedreich et hys- térie ; un frère Friedreich.

	CÔTÉ PATERNEL	CÔTÉ MATERNEL	FRÈRES ET SOEURS
Observation V Ribel	Père homme de peine. alcoolique. Marche très tard. Incontinence d'urine de 7 à 13 ans. Eczéma généralisé. Grande irritabilité de caractère.	Mère bien portante.	8 freres ou sœurs morts de convulsions ; une sœur méningite tuberculeuse ; une sœur granulie.
Observation VI Rutimeyer *Cas 1* Roudolf Blattner	Arrière-grand-père, tabes (?) Grand-père bien portant, *idem*, oncles des malades *idem ;* 4 cousines germaines Friedreich.	Mère en bonne santé.	Deux frères Friedreich ; 3 frères morts de convulsions.
Observation VI Rutimeyer *Cas 2* Roudolf II Blattner	Arrière-grand-père, tabes (?) ; grand-père bien portant, père *idem ;* 7 cousines Friedreich.	Mère en bonne santé.	6 frères bien portants.
Observation VI Rutimeyer *Cas 3* Karl Blattner	Arrière-grand-père, tabes (?) ; grand-père bien portant, père *idem ;* 7 cousines Friedreich.	Mère choréique ; grand-père, paraplégie.	6 sœurs en bonne santé ; 2 sœurs mortes de convulsions.
Observation VI Rutimeyer *Cas 4* Maria Magdalena Blattner-Wehrli	Arrière-grand-père, tabes (?) ; grand-père bien portant, père *idem ;* 5 cousines Friedreich.	Mère en bonne santé.	Deux frères Friedreich ; 6 sœurs en bonne santé.
Observation VII Rutimeyer Henri Kern 2 *autopsies*	Père bien portant.	Mère nerveuse ; grand-père alcoolique.	1 frère et 1 sœur Friedreich ; 7 frères ou sœurs bien portants.
Observ. VIII Friedreich	Antécédents purs au point de vue neuropathique.	Antécédents purs au point de vue neuropathique.	2 Friedreich ; 3 bien portants
Observation IX Letulle et Vaquez *Autopsie*	Antécédents purs au point de vue neuropathique.	Antécédents purs.	Fils unique.
Observation X Soca	Oncle , convulsions avec paraplégie consécutive.	Mère, migraine ; oncle, migraine.	1 frère bien portant.
Observation XI Soca	Père, tabes ; grand'mère aliénée.	Mère hystérique.	4 frères Friedreich.
Observation XII Newton Pitt *Autopsie*		Mère choréique.	3 frères et sœurs Friedreich.

	CÔTÉ PATERNEL	CÔTÉ MATERNEL	FRÈRES ET SOEURS
Observ. XIII Jules Simon *Autopsie*	Antécédents purs au point de vue neuro-pathique.	Antécédents purs au point de vue neuropathique.	Fils unique.
Observ. XIV Vizioli	Père goutteux, iras-cible, mort d'apoplexie cérébrale.	Mère bizarre, mi-graineuse ayant eu des convulsions dans l'enfance.	7 frères ou sœurs Friedreich; 1 sœur hémiatrophie fa-ciale ; 1 frère hy-pochondriaque ; 2 sœurs irascibles, ir-ritables, 1 ivrogne; 3 bien portants ; 2 enfants Friedreich.
Observ. XV Botkine	Père, Friedreich tar-dif ou affection spas-modique.	Mère hystérique et aliénée.	1 frère convul-sions ; un frère fo-lie morale.
Observ. XVI Tedeschi *Autopsie*	Bien portants. Cousin aliéné.	Bien portants.	
Observ. XVII Bezold	Bien portants.	Bien portants.	Fils unique.
Observ. XVIII Bezold	Bien portants ; un oncle sourd-muet; un oncle mort de convul-sions.	Bien portants.	
Observ. XIX Biro	Père cardiaque.	Mère, Friedreich, début après accou-chement.	Beaucoup de ma-ladies nerveuses dans la famille.
Observ. XX Levkovitch	Bien portant.	Bien portant.	Bien portant.
Observ. XXI Descroizille Chute du malade		Débilité intellec-tuelle de la mère.	1 sœur morte de convulsions.
Observ. XXII Duncan Grenley *Autopsie*	Pas de données.	Pas de données.	1 sœur Friedreich
	Chez les 2 malades (frère et sœur) la maladie débute après une scarlatine. Caractère familial, autopsie.		
Observ. XXIII Stein	Beaucoup de maladies nerveuses.		Frère aîné tabes dorsalis.
Observ. XXIV Evereth Smith *Autopsie*	Père, Friedreich et alcoolique.	Beaucoup de ma-ladies nerveuses.	12 frères ou sœurs dont 4 Friedreich.
Observ. XXV Koptchinski	Bien portants ; mé-ningite à 5 ans.	Bien portants.	1 sœur Friedreich
Observ. XXVI Koptchinski	Père cardiaque.	Mère cardiaque.	

	CÔTÉ PATERNEL	CÔTÉ MATERNEL	FRÈRES ET SŒURS
Observ. XXVII Bramwell *2 autopsies*	Pas de données. Caractère famil	Pas de données. ial, autopsie.	1 frère Friedreich.
Observ. XXVIII Bonnus *Autopsie*	Père hémiplégique, alcoolique.	Bien.	1 frère Friedreich; 2 sœurs bien portantes.
Observ. XXIX Raymond	Père cardiaque.		8 frères ou sœurs morts en bas âge ; 2 sœurs vivantes et bien portantes.
Observ. XXX Erlangen	Père, hémorragie cérébrale.	Mère bien portante.	Une sœur morte à 2 mois 1|2 de convulsions.
Observ. XXXI Erlangen	Pas de malad	ies nerveuses.	
Observ. XXXII Musso	Grand-père ataxique, grand'mère, mélancolie avec démence ultérieure ; père débile névropathe ; 2 cousines germaines du malade Friedreich.		1 sœur Friedreich
Observ. XXXIII Carré		Mère, grand'mère, 8 membres de la famille, Friedreich.	5 bien portants; 6 Friedreich.
Observ. XXXIV Gowers	Père, mal de Bright.	Mère choréique ; oncle brightique ; oncle aliéné.	4 Friedreich ; 3 bien portants.
Observ. XXXV Dreschfeld	Père bien portant.	Mère morte de bronchite.	10 frères dont 2 morts de fièvre cérébrale ; 4 Friedreich.
Observ. XXXVI Bezold	Antécédents purs.	Antécédents purs.	1 frère mort de diphtérie.
Observ. XXXVII Bezold	Hémorragie cérébrale.	Antécédents purs.	1 sœur convulsions.
Obs. XXXVIII Szczpiorski	Bien portant. Epilepsie chez le suje	Bien portant. t dans le jeune âge.	
Obs. XXXIX Koptchinski	Bien portant.	Mère tuberculeuse.	3 frères morts dans la première semaine ; 2 fausses couches de la mère

CHAPITRE IV

DISCUSSION

En parcourant le tableau précédent, il n'est pas difficile de se rendre compte que l'hérédité est inégalement chargée suivant les observations.

a) Dans un certain nombre d'entre elles, *l'hérédité est nulle* pour les deux branches paternelle et maternelle ; mais c'est le groupe le moins nombreux.

b) Dans d'autres, on voit l'hérédité n'exister que du côté paternel ou du côté maternel ; c'est là ce que l'on appelle *hérédité unilatérale*. Ce groupe d'observations fournit des faits où les facteurs héréditaires sont réduits à leur maximum de simplicité, et où l'on peut par conséquent étudier d'autant plus aisément leur action.

c) Un troisième groupe d'observations montre des facteurs héréditaires existant à la fois dans la branche paternelle et dans la branche maternelle. Ces faits, un peu plus complexes que les précédents, répondent à ce que l'on désigne sous le nom *d'hérédité bilatérale ;* ils fournissent des renseignements du plus haut intérêt.

Enfin, quelques observations montrent une hérédité qui se borne aux collatéraux directs (frère ou sœurs) ou indirects (cousins, oncles, tantes) ; ces cas sont d'ailleurs très rares (*Hérédité collatérale*). Plus nombreux sont ceux où l'hérédité collatérale vient s'associer à une hérédité directe uni ou bilatérale, qui suffit à elle seule à donner la raison de l'affection des descendants ; dans ces derniers cas, l'hérédité collatérale est légion et exprime simplement le caractère familial de l'affection, que l'on rencontre dans un si grand nombre de cas, sans le rencontrer cependant dans toutes les observations.

Cette première classification va servir de point de départ pour étudier successivement chaque catégorie de facteurs, en commençant par les plus simples, pour nous élever ensuite, si faire se peut, jusqu'à des notions étiologiques plus précises.

Il faudra donc étudier successivement les groupes suivants :

1° *Cas où l'hérédité est nulle.* — Ce sont les cas dans lesquels les renseignements héréditaires sont mentionnés et indiquent l'absence de toute tare paternelle ou maternelle. Il faut toutefois établir des réserves concernant cette catégorie ; car souvent les renseignements héréditaires ont paru pris à la légère dans les observations que nous avons pu colliger.

2° *Cas à hérédité unilatérale.* — Ici deux sous-groupes seront établis et permettront d'étudier l'importance de l'hérédité suivant qu'elle provient du côté paternel ou du côté maternel.

3 *°Cas à hérédité bilatérale.*

4° *Cas à hérédité collatérale.* — Ici deux sous-groupes, l'un concernant l'hérédité collatérale pure; l'autre l'hérédité collatérale associée à de l'hérédité directe paternelle ou maternelle.

Enfin, il était bon de noter les cas dans lesquels l'hérédité a présenté un *caractère atavique*, de même que ceux dans lesquels l'hérédité, au lieu de se présenter sous une forme disssemblable (maladies diverses, autres que la maladie de Friedreich, observées chez les ascendants), a revêtu plus ou moins nettement un aspect *similaire*.

En dernier lieu ont été réunis tous les cas dans lesquels le caractère familial a fait défaut.

Il faut maintenant étudier chacune de ces catégories.

I. — Hérédité nulle.

On la rencontre dans les observations IX, XIII, XVII, XX, XXXI, XXXVI et XXXVIII.

Les renseignements héréditaires sont-ils complets et ont-ils été fouillés suffisamment dans ces cas-là ? Il est permis d'en douter. Nous les admettrons néanmoins comme valables.

Pourtant, il semble que, dans ces cas, des conditions pathogènes puissantes ont dû intervenir pour créer, chez les descendants, des déterminations médullaires organiques.

Ces causes existaient-elles chez les ascendants et n'ont-elles pas été notées ? c'est chose possible, probable même. Ainsi, dans les observations XXI et XXII que nous ne faisons pas figurer dans la liste ci-dessus, quoique les antécédents paternels et maternels soient nuls, nous voyons, de par les effets observés sur la généralité des descendants, qu'il existe évidemment chez eux une tare nerveuse qui ne peut devoir sa communauté qu'à une hérédité cachée ou insuffisamment mise en relief. Par exemple, dans l'observation XXI, où la mère était simplement une débile intellectuelle, une sœur du malade est morte de convulsions dans l'enfance. Dans l'observation

XXII, où l'hérédité paraît pure de toute tare, le malade
a une sœur atteinte de maladie de Friedreich comme lui.

Aussi, avons-nous cru devoir rechercher si quelques
conditions spéciales, non plus héréditaires, mais acquises
par les malades eux-mêmes, ne pouvaient pas expliquer
ce que l'hérédité se refusait à permettre de comprendre.
Ici encore les recherches ont été infructueuses, étant
donné la manière incomplète dont les antécédents personnels des malades sont consignés dans leurs observations respectives. Dans un seul cas, l'observation XXII,
dont nous venons de parler, ces conditions semblent réa-
lisées. Le frère et la sœur ont vu leur maladie de Friedreich se développer consécutivement à une scarlatine.
C'est la seule cause pathogène qui paraisse, dans le cas
particulier, pouvoir être invoquée comme ayant pu conditionner la sclérose médullaire des deux enfants.

Ce groupe est donc peu instructif et peu certain dans
ses données. A tant que d'être maintenu, il mériterait
d'être confirmé par des observations ultérieures.

On peut donc admettre, mais sous toutes réserves, *que
la maladie de Friedreich peut s'observer chez des descendants dont l'ascendance paraissait indemne de toute tare.*

Chez de très rares descendants, la sclérose médullaire
pourrait être acquise et liée à quelque infection du jeune
âge (scarlatine), dans quelques cas, peut-être, à de la
syphilis (maladie de Friedreich à début tardif). Cette
éventualité s'observe dans 7 cas sur 39 (17, 9 %).

II. — Hérédité unilatérale

Le tableau suivant groupe les observations dans lesquelles on la rencontre, soit dans la branche paternelle,
soit dans la branche maternelle.

Tableau II

HÉRÉDITÉ UNILATÉRALE	
CÔTÉ PATERNEL	CÔTÉ MATERNEL
VI — Père *alcoolique*. Tous enfants conçus en état d'ivresse.	VII — Mère nerveuse grand'-père *alcoolique*.
V — Père *alcoolique*, arthritique. Marche tardive. Incontinence d'urine.	XII — Mère choréique (Friedreich ?)
VI — Cas 1. Arrière-grand'-père tabès. VI — Cas 2. Arrière-grand'-père tabès. VI — Cas 4. Arrière-grand'-père tabès.	XXXIII — Mère, grand'mère (Friedreich).
XXVIII — Père *hémiplégique* et alcoolique.	XXXV — Mère morte de *bronchite*.
XXIX. Père cardiaque.	XXXIX. Mère *tuberculeuse*.
XXX — Père, *hémorragie* cérébrale.	
XXXII — Cas 1. Grand'père *ataxique*, grand-mère aliénée (mélancolie avec démence ultérieure). Cas 2. Père débile.	
XXXVII — Père, *hémorragie* cérébrale.	

A côté de chaque observation est indiquée la nature de l'agent pathogène qui paraît devoir être incriminé comme ayant joué un rôle important dans l'hérédité.

Comme on le voit, l'hérédité unilatérale se rencontre dans 13 observations, soit 33,33 %. Elle est plus fréquente dans la branche paternelle que dans la branche maternelle et cela dans la proportion de 8 cas contre 5. C'est-à-dire que *l'hérédité paternelle est une fois et demie plus fréquente que l'hérédité maternelle.*

Enfin un coup d'œil jeté sur le tableau précédent montre quels sont les facteurs qui ont contribué à la formation de cette hérédité.

a. — Dans l'*hérédité unilatérale paternelle*, deux fois l'alcoolisme du père est le seul agent à incriminer. (Obs. IV, obs. V). Dans l'une de ces observations il est formellement noté que tous les enfants ont été conçus pendant l'ivresse du père. (Obs. IV). Aussi dans cette observation les quatre enfants ont-ils été atteints de maladie de Friedreich, confirmée à l'autopsie chez trois d'entre eux. L'action néfaste de l'alcoolisme paternel paraît donc se répercuter chez chacun des descendants

L'alcoolisme se retrouve encore dans l'obs. XXVIII, où il est mentionné à côté d'une hémiplégie du père. Or, ici, la lésion organique du système nerveux central a dû être subordonnée à l'alcoolisme antérieur du père. Si bien que, mettant de côté l'hérédité organique cérébrale indiquée dans ce cas, on peut ramener encore ici l'hérédité à une hérédité alcoolique.

L'*hérédité alcoolique paternelle pure* se trouve donc dans 3 cas sur 8 d'hérédité paternelle.

A côté de l'hérédité alcoolique, les autres facteurs héréditaires que l'on rencontre sont :

L'*hérédité cérébrale* dans les observations XXX (père mort d'hémorragie cérébrale) et XXXVII (père mort d'hémorragie cérébrale).

L'*hérédité médullaire* dans les observations VI (3 cas) (arrière-grand-père tabétique, peut-être même atteint de maladie de Friedreich) et XXXII (2 cas) (grand'père ataxique).

Dans cette dernière observation cette hérédité de cordon postérieur s'associe à une hérédité mentale du même côté, ayant abouti à une désorganisation du cerveau (grand'mère aliénée mélancolique, anxieuse avec démence). La démence indique bien l'existence d'un travail organique qui n'est pas rare dans certaines formes de lypémanie anxieuse.

Enfin dans l'observation XXIX, la seule hérédité à noter est l'existence d'une cardiopathie chez le père. Ceci peut s'interpréter dans le sens de l'artériosclérose de l'*arthritisme.* D'ailleurs, cette observation a trait à une maladie de Friedreich à début tardif, dans laquelle on trouve un facteur acquis, la syphilis, qui pourrait bien soit à elle seule, soit en s'associant à une prédisposition, avoir réalisé la localisation scléreuse qui commande le syndrome de Friedreich.

b) — Dans l'*hérédité unilatérale maternelle,l'alcoolisme* se retrouve encore dans une seule observation, obs. VII (alcoolisme du grand-père maternel).

A côté, l'*hérédité médullaire* et l'*hérédité tuberculeuse* :

1. L'*hérédité médullaire*, dans l'observation XXXIII, où la maladie de Friedreich se retrouve chez la mère, la grand'mère et 6 enfants ; et, peut être aussi dans l'observation XII, où l'on voit signalée une *chorée* de la mère qui coexiste, avec des manifestations identiques à celles du malade, chez trois frères, et qui, dès lors, peut être considérée à bon droit comme une sclérose médullaire.

2. L'*hérédité tuberculeuse maternelle* se trouve comme facteur unique dans les observations XXXV et XXXIX. L'influence dégénérative de la tuberculose maternelle paraît ici indéniable. L'imprégnation de l'organisme entier

de l'embryon et du fœtus, par les produits solubles sécrétés dans l'organisme maternel, est bien faite pour aboutir à des lésions dégénératives, dont on connaît maints exemples pathologiques ou tératologiques. Dans ces derniers temps, les expériences et constatations de Charrin et Léri (Académie des Sciences, 13 mars 1903) ont montré l'influence de la tuberculose maternelle sur le système nerveux des descendants. On conçoit donc l'importance que ce facteur peut prendre dans l'hérédité maternelle, alors qu'il joue un rôle nul dans l'hérédité unilatérale paternelle.

Ainsi donc, tous les facteurs héréditaires qui se sont offerts à nous dans ce groupe de l'hérédité unilatérale sont les suivants :

Alcoolisme, hémorragie cérébrale, lésions médullaires (tabes, maladie de Friedreich), artériosclérose (cardiopathie), tuberculose.

Ce sont tous des facteurs organiques d'hérédité ; *toutes les hérédités auxquelles ils donnent lieu sont des hérédités physiques* à opposer aux hérédités névroses.

Par conséquent, dans ces cas simples, à facteurs simples, où l'hérédité peut se montrer aussi pure que possible, on voit que la maladie de Friedreich, caractérisée par une *lésion organique de la moelle, est conditionnée par des hérédités qui ont toutes quelque chose d'organique à leur base.*

En outre, si l'on voit des groupes de facteurs héréditaires communs à l'hérédité paternelle et à l'hérédité maternelle on voit que ces facteurs communs sont surtont constitués par *les lésions médullaires* (obs. VI, tabes ; obs. XII, chorée ou maladie de Friedreich ; obs. XXXII, Friedreich; obs. XXXIII, maladie de Friedreich).

Au contraire, les groupes de facteurs spéciaux à chaque catégorie d'hérédité paternelle ou maternelle se partagent très nettement comme on pouvait un peu s'y attendre.

L'hérédité paternelle présente à considérer comme facteurs à elle vraiment spéciaux : l'*hérédité alcoolique* (obs. IV, V, XXVIII), l'*hérédité cérébrale* (obs. XXX, XXXVII).

L'hérédité maternelle présente comme facteur spécial l'*hérédité tuberculeuse* sur laquelle nous insistions précédemment (obs. XXXV et XXXIX).

Il est à remarquer que, dans tout ce groupe de facteurs isolés et puissants, on ne trouve pas une seule fois une maladie du groupe des névroses ou des psychoses, du groupe des états sans lésions, *sine materia*. Les troubles purement dynamiques du système nerveux des ascendants sont évidemment insuffisants à créer des troubles anatomiques dans le système nerveux des descendants.

III. — Hérédité bilatérale

L'hérédité convergente bilatérale, paternelle et maternelle, existe dans 13 observations, soit dans 33,33 pour cent des cas. Elle est aussi fréquente que l'hérédité unilatérale.

Tableau

Tableau III

	HÉRÉDITÉ BILATÉRALE
I.	Mère nerveuse, hystérie. Grand-père paternel avait tremblement sénile.
II.	Père, méningite, rhumatisme. Mère, hystérie. Grand-père, hémiplégie.
VI. cas 3.	Arrière-grand-père, tabès. Mère, chorée. Grand-père, paraplégie.
X.	Oncle paternel, convulsions, paraplégie. Mère, migraines.
XI.	Père, tabès. Grand-mère aliénée. Mère hystérique.
XIV.	Père goutteux. Mort d'apoplexie. Mère bizarre, migraines, convulsions.
XV.	Père, Friedreich tardif. Mère hystérique et aliénée.
XIX.	Père cardiaque. Mère, Friedreich, début après accouchement.
XXIII.	Beaucoup de maladies nerveuses.
XXIV.	Père, Friedreich et alcoolique. Mère, beaucoup de maladies nerveuses.
XXVI.	Père cardiaque. Mère cardiaque.
XXXIV.	Père, mal de Bright. Mère choréique. Un oncle aliéné. Un oncle, mal de Bright.

En étudiant ces observations d'un peu plus près, on voit qu'on peut les diviser en trois groupes :

a) Dans les observations du *premier groupe*, aussi bien du côté paternel que du côté maternel, existaient des agents puissants, capables à eux seuls, comme l'a montré l'étude de l'hérédité unilatérale, d'expliquer la maladie de Friedreich des descendants, alors même que l'hérédité n'aurait pas été convergente. *A fortiori*, leur combinaison a-t-elle dû favoriser la production de la maladie de Friedreich.

Ainsi, dans l'observation II, on trouve, du côté du père, une hérédité cérébro-diathésique (méningite et rhumatisme), hérédité physique s'associant à une autre hérédité physique du côté maternel (hémiplégie du grand-père).

Dans l'observation VI, cas 3, il y a encore association de deux hérédités physiques (tabès de l'arrière-grand-père paternel, paraplégie du grand-père maternel).

b) Les observations du *second groupe* sont les plus nombreuses. Elles montrent que l'une des branches a une hérédité dynamique (hérédité nerveuse, hérédité vésanique, etc.) incapable de faire, à elle seule, une atteinte organique du système nerveux des descendants. *A cette hérédité dynamique s'associe toujours, dans chaque cas, une hérédité organique* capable, à elle seule, d'expliquer la production d'une lésion chez le descendant.

Ce sont les observations III (cardiopathie du père ; mère morte de paralysie subite) ; X (migraines de la mère ; convulsions et paraplégie d'un oncle maternel) ; XI (hystérie de la mère ; grand-mère aliénée ; père tabès); XIV (mère bizarre, migraineuse, ayant eu des convulsions ; père goutteux, mort d'apoplexie) ; XV (mère hystérique et aliénée ; père, maladie de Friedreich à début tardif ou affection spasmodique) ; XIX (père cardiaque ;

mère, maladie de Friedreich tardive, ayant débuté après un accouchement) ; XXIV (côté maternel : beaucoup de maladies nerveuses ; père, maladie de Friedreich et alcoolisme).

c) Le *troisième groupe* comprend des observations un peu plus dissemblables. On peut cependant y retrouver quelques caractères les rapprochant des précédentes.

Les observations XXVI et XXXIV sont des types d'*hérédité diathésique bilatérale* par artériosclérose. L'une, observation XXVI, est une hérédité cardiopathique bilatérale, l'autre, une hérédité brightique bilatérale, combinée à une hérédité nerveuse et vésanique. Nous voyons, dans ces cas, les facteurs et les tares se multiplier, comme si chacune d'elles, prise isolément, était insuffisante.

L'observation XXIII comporte beaucoup d'obscurité. La mention « beaucoup de maladies nerveuses » n'indique pas le caractère névrose ou organique de ces maladies ; leur multiplication même permet de supposer que parmi elles doit bien exister quelque lésion du système nerveux.

L'observation I, seule, offre une association un peu faible du nervosisme de la mère, avec un tremblement sénile du grand-père paternel, qui pourrait, peut-être, plaider aussi en faveur de l'organicité.

Ainsi, voyons-nous encore, dans le groupe de l'hérédité bilatérale, se marquer l'importance, l'*absolue nécessité de l'hérédité physique organique* pour créer une lésion organique du système nerveux des descendants. *Les hérédités du groupe névrose sont toujours insuffisantes et doivent s'associer à des hérédités plus puissantes, hérédités physiques ou organiques*, et, parmi celles-ci, les plus faibles (simple artériosclérose, brightisme, cardiopathie, etc.) ont aussi besoin d'association entre elles ou avec de plus puissantes, pour aboutir à la sclérose de la maladie de Friedreich.

Parmi ces hérédités physiques, les plus fréquentes, les plus puissantes, paraissent être des *hérédités médullaires*, que l'on rencontre presque exclusivement dans les observations du second groupe, marquant une véritable prédisposition d'organe dans les familles qu'elles concernent. A côté de celles-ci, l'*apoplexie,* l'*hémiplégie,* l'*alcoolisme*, la *goutte* sont les autres facteurs héréditaires énergiques, dont l'association avec des facteurs moindres a paru favoriser la lésion médullaire des descendants.

Enfin, l'*hérédité diathésique* seule (artériosclérose bilatérale : cardiopathie, observation XXVI, brightisme, observation XXXIV), à condition d'être convergente et d'unir des tares diathésiques provenant des deux branches paternelle et maternelle à la fois, peut aboutir au même résultat que la combinaison d'hérédités puissantes avec des facteurs héréditaires faibles.

IV. — Hérédité collatérale

L'hérédité collatérale est excessivement fréquente , comme on peut s'en rendre compte d'après le tableau ci dessous. Il fallait s'y attendre, étant donné le caractère familial de l'affection.

Tableau

Tableau IV

HÉRÉDITÉ COLLATÉRALE	
SEULE PARENTS BIEN PORTANTS	ASSOCIÉE A HÉRÉDITÉ PATERNELLE, MATERNELLE
VIII. — 2 frères, Friedreich. XXI. — Sœur, convulsions, chute du malade. Mère débile. XXII. — 1 sœur, Friedreich et scarlatine. XXV. — 1 sœur, Friedreich et méningite à 5 ans. XXVII. — 1 frère, Friedreich.	P. M II. — Frère, convulsions. cousine, maladie nerveuse. P. M. III. — Sœur, Friedreich et diabète. P. IV. — 2 sœurs et 1 frère, Friedreich. P. V. — Convulsions, méningite, granulie. P. VI.(cas 1).— 2 frères Friedreich. 3 frères morts de convulsions. 4 cousines, Friedr. P. VI (cas 2). — 7 cousins, Friedreich. P. M. VI (cas 3). — 2 sœurs mortes convulsions. P. VI (cas 4).—2 sœurs, Friedr. M. VII. — Frère et sœur, Friedreich. P. M. XI. — Frère Friedreich. M. XII.— 3 frères, Friedreich. P. M. XIV. — 7 frères ou sœurs, Friedreich. P. M. XV. — Frère, convulsions, folie morale. P. M. XIX. — Beaucoup de maladies nerveuses. P. M. XXIII.— Frère, tabès ou Friedreich. P. M. XXIV. — 4 frères ou sœurs, Friedreich. P. XXVIII. — 1 frère, Friedr. P. XXIX.— 8 frères ou sœurs morts en bas âge. P. XXX. — 1 sœur morte de convulsions. P. XXXII (cas 1). — 1 sœur Friedr. Cousin, Friedr. P. XXXII (cas 2). — 2 frères Friedr. M. XXXIII.— 6, Friedr. 1 cousin, Friedr. P.M. XXXIV.—4 frères, Fried. M. XXXV. — 4 frères, Friedr. 2 frères morts de fièvre céréb. P. XXXVII.—1 sœur, convuls. M. XXXIX. — Mortalité et fausses couches.

Mais, comme on le voit, il y a deux catégories, d'importance tout à fait inégale, à établir dans cette hérédité collatérale.

a) Une catégorie comprend les cas dans lesquels elle n'est que le résultat d'une hérédité unilatérale ou bilatérale. Elle n'exprime alors que le caractère familial de la maladie. Nous ne nous en occuperons donc pas, ce serait se livrer à des répétitions inutiles.

b) Une autre catégorie, beaucoup plus intéressante, est celle dans laquelle l'*hérédité collatérale* est l'*unique facteur héréditaire* capable d'expliquer la maladie de Friedreich des autres collatéraux.

Le fait que la maladie de Friedreich s'est produite, dans certains de ces cas, simultanément chez deux ou plusieurs enfants d'une même famille, alors que les parents semblaient indemnes de toute tare, paraît singulier. L'on se prend à se demander si, dans ces cas, les antécédents héréditaires ont été fouillés avec un soin suffisant, et si l'on ne pourrait pas trouver quelque cause dégénérative plus ou moins perdue dans le temps et l'éloignement.

A supposer que l'hérédité directe soit vraiment nulle, on peut aussi se demander si quelque cause seconde n'a pu intervenir, identique, chez divers enfants d'une même famille, pour provoquer chez plusieurs d'entre eux une même lésion médullaire. Mais ceci encore laisse supposer l'existence d'une prédisposition locale que rien ne parvient à expliquer.

Quoi qu'il en soit de l'interprétation plus ou moins aisée des cas de ce genre, on verra qu'ils sont relativement exceptionnels, et que certains d'entre eux peuvent être, à certains égards, éclaircis dans leur pathogénie, lorsque la maladie de Friedreich n'a pas revêtu le caractère familial, c'est-à-dire n'a existé que chez le malade, sans se reproduire chez ses frères, sœurs, cousins, etc...

Ces cas sont en tout au nombre de cinq. Trois d'entre eux ont trait à des maladies de Friedreich familiales et sont difficilement explicables.

Ce sont les observations VIII, XXV et XXVII ; dans toutes les trois, en même temps que le malade, une sœur, un frère ou deux autres frères étaient atteints de maladie de Friedreich. Tout au plus, dans l'observation XXV, peut-on invoquer une méningite réalisée à cinq ans par le malade pour expliquer sa maladie. Il n'en est pas moins vrai que, dans tous les cas, *il y a une condition médullaire commune qui doit se rattacher à quelque chose d'inconnu ou de mal éclairci dans* les antécédents héréditaires ou personnels des sujets.

Les deux autres observations sont d'une interprétation plus aisée.

Dans l'observation XXI, la seule hérédité collatérale qui existe est marquée par des convulsions qui emportèrent une sœur du malade. La mère est bien un peu débile intellectuellement. Mais surtout on voit le malade *faire à cinq ans une chute* d'une chaise peu élevée, et la maladie débuter peu après. Quel a été le rôle exact du traumatisme ? Y a-t-il eu quelque infection médullaire à ce moment ou antérieurement ? C'est possible mais difficile à déterminer.

Dans l'observation XXII, la sœur du malade a eu comme lui une maladie de Friedreich. Mais chez les deux, la *maladie a débuté après une scarlatine.* Evidemment, l'étiologie de la maladie de Friedreich est encore bien mal connue. Peut-être accorde-t-on une place trop importante aux notions d'hérédité, aux notions tirées du caractère familial, et néglige-t-on trop la part qui doit revenir aux infections de l'enfance ou aux intoxications. Mais, nous

l'avons dit, même dans ce cas, peut-on accorder toute
l'importance à la seule infection, sans se demander avec
juste raison, pourquoi, chez deux enfants d'une même
famille, cette infection a porté ses coups sur le même
appareil, sur le même point faible. Il faut donc en revenir à se demander les raisons de cette faiblesse, de cette
prédisposition, que la localisation infectieuse met si bien
en évidence.

L'impression générale qui se dégage de cette rapide discussion est donc qu'il existe dans ces cas obscurs ou
peu éclairés, une *prédisposition médullaire*, dont la raison
doit exister, mais nous échappe actuellement.

V. — HÉRÉDITÉ ATAVIQUE

Le plus ordinairement, l'hérédité, dans la maladie de
Friedreich, s'effectue d'une façon directe, les ascendants
immédiats ayant présenté une tare pathologique quelconque qui paraît s'être répercutée sur les descendants.
On peut même dire que c'est ce qui se passe dans la
généralité des cas.

L'hérédité atavique, dans laquelle une génération est
sautée et se trouve indemne, en apparence du moins, est
exceptionnelle.

Dans l'observation VI, un arrière-grand-père ataxique
est le point de départ de toute une lignée de descendants
atteints de maladie de Friedreich. Or les générateurs
intercalaires (grand-père et père) étaient indemnes de
toute tare.

L'ataxie de l'arrière-grand-père n'était peut-être pas
autre chose qu'une maladie de Friedreich.

Dans l'observation XXXII, c'est encore l'ataxie du
grand-père qu'il faut incriminer.

Dans d'autres observations, les aïeux présentent des

tares qui s'ajoutent évidemment aux tares présentées, en outre, par les générateurs directs.

A ne s'en tenir qu'aux deux observations d'hérédité ataxique pure, on voit que cette hérédité est une *hérédité médullaire*, et très probablement une *hérédité similaire*, les grand-père et arrière-grand-père étant indiqués comme ·*ataxiques*, et peut-être par conséquent atteints eux-mêmes de maladie de Friedreich.

VI. — HÉRÉDITÉ SIMILAIRE.

Tous les classiques sont unanimes à déclarer que l'hérédité similaire est très rare.

Ici, il faut considérer deux cas :

a) L'*hérédité collatérale* est souvent similaire : les frères, sœurs, cousins, etc., des malades présentent très fréquemment, en même temps que ceux-ci, la maladie de Friedreich. Et c'est en se basant sur cette hérédité similaire collatérale que l'on a établi le *caractère familial* de la maladie. Le terme *familial* s'applique bien plus, en effet, aux collatéraux qu'aux ascendants directs ou éloignés, puisque, nous allons le voir, l'hérédité similaire directe est exceptionnelle. Mais *le caractère familial est loin d'être une règle absolue,* et il ne faut pas croire que, dans tous les cas, la maladie s'étende à un grand nombre de collatéraux.

Le tableau ci-joint contient le relevé des observations dans lesquelles l'hérédité collatérale n'a pas été similaire.

Tableau

Tableau V

Cas où il n'existe pas de maladie de Friedreich des frères ou sœurs ou cousins.	
I. — Bien portants.	XXI. — 1 sœur morte de convulsions.
V. — 8 frères ou sœurs morts de convulsions. 1 sœur, méningite tuberculeuse. 1 sœur granulie.	XXVI. — Rien d'indiqué.
	XXIX. — 8 frères ou sœurs morts en bas âge.
IX. — Fils unique.	XXX. — Sœur morte à 1 mois et demi de convulsions.
X. — Rien d'indiqué.	XXXI. — Bien portants.
XIII. — Fils unique.	XXXVI. — Frère mort de diphtérie.
XV. — 1 frère, convulsions. 1 frère, folie morale.	XXXVII. — Sœur, convulsions.
XVII. — Fils unique.	XXXVIII. — Rien d'indiqué. Epilepsie chez le malade.
XIX. — Beaucoup de maladies nerveuses dans la famille.	XXXIX. — Fausses couches. 3 frères morts dans la première semaine.
XX. — Bien portants.	

Ainsi, dans 18 observations sur 39, soit dans près de la moitié des cas, l'hérédité collatérale similaire, c'est-à-dire le *caractère familial,* fait défaut.

b) L'hérédité directe est encore plus rarement similaire.

Le relevé que nous avons fait montre deux catégories de cas : 1° ceux dans lesquels l'hérédité similaire est *douteuse* : les observations portent que les ascendants étaient atteints d'ataxie, de chorée, de maladie de Friedreich tardive ou bien d'une affection médullaire spasmodique.

Dans tous ces cas, l'indication est trop sommaire pour que l'on se permette d'affirmer la maladie de Friedreich des ascendants : ce serait raisonner sur des incertitudes.

2° Ceux dans lesquels l hérédité similaire et directe paraît certaine.

Le tableau ci-dessous réunit ces deux catégories de cas.

Tableau VI

Hérédité directe et similaire	douteuse	Obs. XI. — Père, ataxie. — XII. — Mère choréique. — XXXIV. — Mère choréique. — XV.— Père, Friedr. tardif ou affection spasmodique. — XIX.— Mère Friedr. tardive, début après accouchement.
	certaine	— XIV. — Père et grand-père Friedreich. — XXIV.— Père Friedreich et alcoolique. — XXXIII.—Mère, grand'mère, oncles Friedreich.

Comme on le voit il n'y aurait que trois cas certains d'*hérédité similaire directe*, appartenant respectivement à Vizioli (obs. XIV), Evereth Smith (obs. XXIV) et à Carré (obs. XXXIII).

Dans ces trois observations le caractère familial est en outre très marqué ; de nombreux enfants sont affectés dans chaque famille ; comme si la lésion médullaire des ascendants avait favorisé la réalisation d'une prédisposition médullaire chez la plupart des descendants.

CHAPITRE V

DÉDUCTIONS

I — La maladie de Friedreich est une maladie dans laquelle l'*hérédité joue un rôle considérable* et indéniable, souvent même prépondérant.

Cette hérédité ne doit pas être envisagée d'une manière étroite et limitée à la transmission du semblable. A ce point de vue, l'*hérédité similaire* de la maladie de Friedreich, c'est-à-dire la transmission de la même lésion des ascendants aux descendants est tout à fait rare, puisque nous ne la retrouvons, d'une façon certaine et indiscutable, que dans trois cas. A cet égard, la désignation d'*ataxie héréditaire*, employée par certains auteurs, est impropre et ne s'applique qu'à un nombre de cas extrêmement restreint.

Le plus ordinairement, comme on a dû le remarquer déjà, *il s'agit d'une hérédité de transformation*, mais très voisine de l'hérédité similaire. Ce sont, en effet, des lésions organiques du système nerveux central, de l'encéphale ou de la moelle qui donnent lieu chez les descendants à une lésion d'une formule différente, à la sclérose systématisée qui caractérise la maladie de Friedreich. Comme on le voit, c'est une hérédité de lésion, dans un grand nombre de cas, qui prouve, une fois de plus, que l'on ne peut transmettre que ce que l'on a, et que la *loi de transmission du semblable* est plus générale qu'il ne pourrait paraître au premier abord.

II. — L'hérédité ne peut toutefois suffire à expliquer la totalité des cas de maladie de Friedreich. *Celle-ci peut s'observer chez des descendants dont les parents semblaient indemnes de toute tare.* Ceci montre que l'étiologie de cette maladie est encore bien obscure dans certains de ses points. Dans les cas où l'hérédité manque ou paraît faire défaut pour une interprétation satisfaisante, on a de la tendance à chercher parmi les causes banales, les infections de l'enfance, les intoxications, les traumatismes, quelque raison de la sclérose médullaire qui évolue progressivement. Dans ces cas, en outre, où l'hérédité directe est muette, et où l'on voit, à côté du malade, ses frères, ses sœurs réaliser la même lésion que lui, force est bien d'admettre un trouble spécial, un *locus minoris resistentiæ*, une prédisposition locale médullaire qui doit bien avoir sa raison quelque part, à moins d'admettre un trouble évolutif qui, plus que les autres, réclame une explication que seule l'hérédité est capable de fournir.

III.— Si l'hérédité est quelquefois nulle, le plus souvent les ascendants, dans une seule branche, paternelle ou maternelle, ou dans les deux à la fois, présentaient des états pathologiques divers qui ont pu influer sur les descendants.

Tantôt *cette tare existait chez les grands-parents ou les arrière-grands-parents*, et ne se manifestait pas dans la génération intermédiaire (peut-être est-ce là que réside l'explication de ces hérédités en apparence nulles, parce que les renseignements n'ont pu remonter assez haut en arrière). Mais cette hérédité atavique est rare, nous l'avons

vu. De plus, elle est puissante pour se faire sentir ainsi
par-dessus une génération, et nous la voyons être, dans
tous les cas, sinon similaire, tout au moins très homologue, puisque, comme leurs petits-fils, les grands-parents
présentaient des lésions médullaires.

Donc : *hérédité atavique rare, similaire ou homologue,
médullaire.*

IV. — L'*hérédité directe,* des ascendants immédiats
aux descendants, est beaucoup plus fréquente. Elle est
presque aussi souvent unilatérale que bilatérale.

a) Unilatérale, c'est surtout l'hérédité paternelle qui
est fréquente. On la rencontre une fois et demi plus que
l'hérédité maternelle. On pourrait donc admettre que c'est
surtout par le père que l'hérédité est transmise ici.

Bilatérale, si l'on examine avec attention les observations, si l'on envisage, dans le tableau de l'hérédité bilatérale, l'origine probable de l'hérédité, on voit que, sur
douze observations, quatre fois il y a égalité d'apport
entre la branche paternelle et la branche maternelle
(observations VI, XXIII, XXVI, XXXIV) ; deux fois seulement l'apport de l'hérédité de lésion vient de la branche
maternelle (observations II, XIX); et six fois l'hérédité de
lésion incombe à la branche paternelle (observations I,
X, XI, XIV, XV, XXIV).

Donc, dans les deux catégories, c'est de beaucoup
*l'hérédité paternelle qui semble prévaloir ; et elle paraît
se faire sentir surtout sur la descendance mâle,* puisque,
si l'on adopte les chiffres de Soca, on voit que 140 garçons sont atteints pour 100 filles.

Ceci est à rapprocher de faits déjà connus pour d'autres maladies du système nerveux. En aliénation mentale

par exemple, il est démontré que c'est le père qui transmet surtout les hérédités organiques, qu'il les transmet
davantage aux descendants mâles qu'aux descendants
femelles, et que le système nerveux de l'homme est plus
prédisposé aux lésions organiques que le système nerveux de la femme, dont la propension est plus grande pour
les névroses.

b) L'hérédité unilatérale, envisagée quant à la *qualité*
de ses facteurs, montre que certains sont communs à la
branche paternelle et à la branche maternelle ; que d'autres paraissent spéciaux à l'un ou à l'autre côté.

L'*hérédité médullaire* (tabes, paraplégie, etc...) se
rencontre aussi bien du côté paternel que du côté maternel.

Au contraire, l'*hérédité cérébrale* ne se rencontre que
du côté paternel, ainsi que l'*hérédité alcoolique*. Elles ne
se rencontrent pas du côté maternel, où c'est l'*hérédité
tuberculeuse* qui les remplace.

Si l'on fait des recherches analogues pour l'hérédité
bilatérale, on voit qu'il existe des associations d'hérédités
organiques entre elles ou avec des hérédités névroses.

La *base organique la plus commune est l'hérédité
médullaire*. On la rencontre 7 fois sur 12 observations
(Obs. VI, X, XI, XV, XIX, XXIV). Viennent ensuite :
l'hérédité cérébrale, l'hérédité alcoolique et l'hérédité
diathésique convergente. (Brightisme bilatéral, observ.
XXXIV ; cardiopathie bilatérale, obs. XXVI).

A ces causes, dont la présence constante est à souli-
gner, s'associent, mais bien irrégulièrement, preuve que
leur action est de seconde ligne, l'hystérie, les psychoses,
la chorée, etc.

Donc :

1° Hérédité surtout paternelle, surtout transmise aux héritiers mâles ;

2° Hérédité médullaire commune aux deux branches et base à peu près constante des associations de facteurs héréditaires dans l'hérédité bilatérale ;

3° Hérédités cérébrale et alcoolique spéciales à l'hérédité paternelle ;

4° Hérédité tuberculeuse spéciale à l'hérédité maternelle.

Tels sont les points qui se détachent de cette partie de notre étude.

V. — L'*hérédité collatérale* est très fréquente. C'est à sa constatation que la maladie de Friedreich doit d'avoir été désignée par certains auteurs sous le nom d'*ataxie familiale*. Le fait de rencontrer plusieurs collatéraux, frères ou sœurs, ou cousins, beaucoup plus que le caractère de l'hérédité similaire, directe ou atavique, qui, on l'a vu, est très rare, n'a pas peu contribué à faire appliquer la dénomination de maladie familiale au syndrome de Friedreich.

Dans les cas où le caractère familial de la maladie de Friedreich se dessine avec une grande netteté, on voit l'hérédité présenter un nouveau caractère important, qui n'est pas sans précédent dans l'histoire des maladies nerveuses. En aliénation mentale, notamment, les faits du genre de celui dont nous allons parler sont bien connus, en ce qui concerne notamment la lypémanie héréditaire. Nous voulons parler du début de la maladie se faisant, dans une même famille, au même âge pour tous ceux des membres qui sont frappés. Il y aurait, pour la maladie de Friedreich, une *hérédité homochrone*, exprimée par ce

que l'on désigne sous le nom de *loi de Soca*, auteur qui
a mis le premier ce fait en relief. D'après cette loi, à deux
ou trois ans près, dans une même famille, l'âge auquel
débute la maladie serait le même pour chacun des membres qui en sont atteints.

Mais le caractère familial est loin d'être constant ;
comme le montrent nos tableaux, il *fait défaut dans près
de la moitié des cas.*

L'hérédité collatérale sert beaucoup moins à interpréter,
à expliquer la production de la maladie de Friedreich chez
un individu donné, qu'elle n'a besoin d'être expliquée
elle-même. Si elle peut éclaircir le problème étiologique,
quand il s'agit d'hérédité collatérale indirecte (oncles, etc.),
elle le peut bien moins quand elle est directe. La maladie
commune à divers frères ou sœurs, au cas de caractère
familial, ou la communauté d'affections différentes du
système nerveux chez les mêmes collatéraux, ne peut
s'expliquer que par un lien commun, une hérédité directe
plus générale, qui pèse sur l'ensemble de la génération.
Elle indique donc généralement l'existence d'une autre
hérédité plus importante, à laquelle elle est subordonnée
et dont elle n'est que le reflet.

Mais cette hérédité collatérale, on l'a vu, peut exister
pure, indépendante de toute autre hérédité qui lui commande. Elle est alors seule pour permettre d'expliquer la
lésion médullaire du malade considéré. Même dans ces
cas, la coexistence de diverses tares nerveuses, portant
souvent sur le même système de l'axe cérébro-spinal, ou
sur des systèmes voisins, ne marque-t-elle pas une propension manifeste, une prédisposition de tous ces individus apparentés, à faire des lésions que le hasard seul
n'a pas localisées ainsi d'identique manière ? Et d'où peut
venir cette prédisposition, sinon d'une tare des ascen-

dants ou des ancêtres, tare non apparente mais non moins certaine ?

Plus peut-être que les autres groupes, le groupe de l'hérédité collatérale montre donc l'existence d'une *prédisposition médullaire* commune à plusieurs individus, issus d'une même souche. Cette prédisposition est démontrée par les événements eux-mêmes, notamment par l'apparition ultérieure, dans plus de la moitié des observations de la sclérose spéciale à la maladie de Friedreich.

Nous avons cherché à établir *quels pouvaient être les stigmates de cette prédisposition ;* mais les notions recueillies sont trop incomplètes, trop peu nombreuses pour être groupées en un faisceau de valeur. D'ailleurs, la manière tardive dont marchent tous les enfants voués au Friedreich, la maladresse de leurs membres inférieurs, leurs chutes répétées, toutes causes les rendant impropres à la marche et à la course, que l'on pourrait donner comme signes de prédisposition, l'abolition des réflexes rotuliens ou leur diminution observée de façon si précoce, pourraient aussi bien être donnés comme des symptômes de début de l'apparition de cette sclérose lentement progressive qui met un nombre d'années respectable pour atteindre son épanouissement à travers l'axe médullaire.

Donc : *Existence d'une prédisposition nerveuse,* et plus particulièrement d'une *prédisposition évidemment médullaire,* chez un ou plusieurs enfants de la même famille, voilà ce que montre l'étude de l'hérédité collatérale.

VI. — Reste à établir la valeur relative des divers facteurs héréditaires rencontrés. A maintes reprises, il a fallu, à propos même des diverses catégories d'hérédité, quand on recherchait leur caractéristique propre, s'enquérir du rôle joué par tel ou tel agent. Et on a vu que le père ou la mère n'introduisaient pas de données identiques dans le problème de l'hérédité.

Pour contrôler les résultats de ce premier aperçu et pour prendre des notions plus exactes pour chacun d'eux, ces facteurs ont été réunis dans un tableau où chacun a été mis en présence de ses méfaits. Mais il a fallu distinguer suivant que l'agent incriminé avait agi seul ou avait agi en compagnie d'autres agents. On se rend ainsi un compte parfait de ce dont chacun est capable.

Le groupement adopté est celui qui a été signalé au début de ce travail, dans les généralités sur l'hérédité et ses différentes causes.

Tableau VII

IMPORTANCE DES FACTEURS HÉRÉDITAIRES

Tableau VII

IMPORTANCE DES FACTEURS HÉRÉDITAIRES

		AGISSANT SEULS	AGISSANT ASSOCIÉS A D'AUTRES
HÉRÉDITÉ NÉVROSE	Aliénation mentale	0	XI avec tabes et hystérie. XV avec Friedreich et hystérie. XXXII avec ataxie. XXXIV avec chorée et brightisme.
	Débilité intellectuelle	0	IV avec alcoolisme. XXXII avec ataxie et aliénation mentale.
	Convulsions.	0	X avec paraplégie et migraine.
	Hystérie ; nervosisme ; mal. nerveuses.	0	I avec tremblement sénile. VII avec alcoolisme. XI avec tabes et aliénation. XV avec Friedreich et aliénation. XIX avec Friedreich et cardiopathie. XXIV avec Friedreich et alcoolisme.
	Chorée.	XII ?	VI avec tabes et paraplégie. XXXIV avec aliénation et brightisme.
	Tremblement sénile.	0	I avec hystérie.

			AGISSANT SEULS	AGISSANT ASSOCIÉS A D'AUTRES
HÉRÉDITÉ PHYSIQUE	Cérébrale.	Méningite. . . . . Hémorragie cérébrale . . . . Hémiplégie . . . . Apoplexie ou paralysie subite.	0 XXX ; XXXVII 0 0	II avec rhumatisme, hystérie, hémiplégie. O. XXVIII avec alcoolisme causal. III avec hydropisie (cardiopathie ?) XIV avec goutte et migraine.
	Médullaire.	Paraplégie	0	VI (Cas 3) avec tabes et durée. X avec convulsion et migraine.
		Tabes	VI (cas 1, 2, 4)	VI (Cas 3) avec chorée et paraplégie. XI avec aliénation et hystérie. XXXII avec aliénation.
		Maladie de Friedreich. certaine . . . . douteuse	XIV XXXIII 0	XXIV avec alcoolisme et mal. nerveuses. XV avec hystérie et aliénation. XIX avec cardiopathie et mal. nerveuses.
		Alcoolisme	IV V VII XXVIII	XXIV avec Fried. et mal. nerveuses.
	Arthritisme.	Artériosclérose : Brightisme . . . . . Cardiopathie . . . . . Rhumatisme. . . . . Migraine . . . . Goutte	0 XXVI P. M. XXIX 0 0 0	XXXIV avec chorée et aliénation. III avec paralysie subite. XIX avec Friedreich et mal. nerveuses. II avec méningite, hémiplégie. X avec convulsions, paraplégie. XIV avec goutte et apoplexie. XIV avec migraine et apoplexie.
		Tuberculose	XXXV M. XXXIX M.	

a. — Il appert de ce tableau, dès le premier coup d'œil, que l'œuvre de l'hérédité névrose est bien moins chargée, sa liste moins longue que celle de l'hérédité physique.

Il est aisé de voir, d'après les renseignements fournis par la lecture de la première colonne, que l'*hérédité névrose agissant seule* n'a jamais été capable de créer une maladie de Friedreich chez les descendants. Que, pour arriver à ce résultat, il lui a fallu s'associer avec d'autres facteurs héréditaires plus puissants, dont la liste, dans la seconde colonne, montre la nature constamment physique et organique.

Donc, en dehors d'une association avec une hérédité physique, le *rôle de l'hérédité névrose dans la maladie de Friedreich est complètement nul.*

b. — La puissance des hérédités physiques ne ressort pas moins clairement du même tableau.

Associées entre elles, ou avec d'autres agents moins puissants, avec des névroses, elles peuvent toujours conditionner une maladie de Friedreich. (Voir seconde colonne).

Mais la lecture de la première colonne montre que l'une quelconque de ces hérédités organiques, alors même qu'elle agirait isolément, en tant que facteur unique, est une condition suffisante pour que la résultante héréditaire en soit le syndrome de Friedreich.

A cet égard, l'hérédité cérébrale représentée par l'hémorragie cérébrale (obs. XXX, XXXVII), l'hérédité médullaire, représentée par le tabès (obs. VI, cas 1, 2, 4) et par la maladie de Friedreich elle même (obs. XIV et XXXIII), l'hérédité alcoolique (obs. IV, V, VII, XXVIII), 'artériosclérose convergente des parents (obs. XXVI), la tuberculose maternelle, se révèlent comme capables de produire à eux seuls la maladie de Friedreich.

L'alcoolisme ici, comme en aliénation mentale, se montre un agent, surtout d'importation paternelle, ayant une prédilection remarquable pour le système nerveux, aussi bien des procréateurs que des procréés. Il n'y a rien là qui soit pour étonner.

Notons, fait classique, l'absence complète d'observations relevant de l'*hérédo-syphilis*. Par conséquent, la déduction à tirer de ce qui précède est que l'*hérédité physique est l'agent principal à incriminer parmi les causes héréditaires de la maladie de Friedreich.* — Les hérédités organiques, à elles seules, peuvent créer celle-ci. L'hérédité cérébrale, l'hérédité médullaire, l'hérédité alcoolique, l'hérédité tuberculeuse maternelle, l'hérédité diathésique convergente en sont les facteurs essentiels.

Les cas très rares qui ne s'expliquent pas par l'hérédité sont le plus souvent justiciables de causes connues et indiquées. mais dont le rôle, tout à fait exceptionnel, ne peut suffire à les faire ériger en facteurs étiologiques généraux. Ce rôle est d'ailleurs discuté, et obscur, pour les causes auxquelles nous venons de faire allusion, le traumatisme, les infections (variole, rougeole, scarlatine, syphilis acquise).

Si les expressions d'ataxie héréditaire, d'ataxie familiale, sont souvent impropres, nous croyons avoir montré *que l'on pourrait substituer à ces caractères inconstants, une nouvelle donnée plus générale, celle d'une hérédité de transformation beaucoup plus constante et surtout d'une hérédité organique où les lésions du système nerveux central et l'alcoolisme des descendants jouent le rôle principal.*

On peut donc, en ce sens, maintenir que la maladie de

Friedreich est héréditaire, son caractère familial venant
en seconde ligne, et découlant des données étiologiques
qui viennent d'être résumées. Quoi d'étonnant à cela !
Rappelons encore une fois les tout récents travaux de
Charrin et Leri qui mettent en relief l'influence des lésions
des organismes générateurs sur les organismes des descendants, et plus particulièrement sur le système nerveux
de ceux-ci, où, de par cette hérédité organique, sont créées
des lésions organiques.

CONCLUSIONS

I. — L'hérédité joue un rôle capital dans la maladie de Friedreich ; elle est presque constante (82 0/0 des cas), et nous paraît **nettement déterminée**.

II. — C'est exceptionnellement une hérédité similaire proprement dite, mais presque toujours, au contraire, une **hérédité de transformation**. C'est, en outre, une hérédité généralement **directe**, plutôt actionnée par le **père** et transmise de préférence aux **descendants mâles**.

III. — Les névroses, psychoses, etc..., troubles purement dynamiques du système nerveux, jouent ici un **rôle héréditaire étiologiquement nul**, hormis quand, à leur action, vient s'adjoindre celle, toute-puissante, des hérédités physiques ou organiques.

IV. — **La caractéristique de l'hérédité dans la maladie de Friedreich est, en effet, d'être essentiellement une hérédité physique, une hérédité organique** ; ce qui semble tout naturel pour une maladie dont le substratum est une lésion organique de la moelle.

Cette hérédité organique est conditionnée par les facteurs héréditaires suivants, où les lésions du système nerveux central occupent la première place :

1° **Hérédité médullaire** : myélites ; paraplégies ; tabès ; ataxie ; maladie de Friedreich, etc...

2° **Hérédité cérébrale** : hémorragie cérébrale, apoplexie, hémiplégie, méningites, etc...

3° **Hérédité alcoolique** ;

4° **Hérédité diathésique** surtout quand elle est convergente.

5° **Hérédité tuberculeuse maternelle.**

L'hérédité cérébrale et l'hérédité alcoolique sont des facteurs d'origine presque exclusivement **paternelle.**

V. — Ces diverses sources d'hérédité créent chez les descendants une prédisposition qui est plus qu'une simple prédisposition nerveuse et implique déjà presque une localisation : c'est une **prédisposition d'organe**, une **prédisposition médullaire**, à stigmates mal dégagés, mais dont la réalité doit être mise hors de doute par la fréquence de l'hérédité collatérale, dont la traduction est le **caractère familial** de l'affection dans plus de la moitié des cas.

INDEX BIBLIOGRAPHIQUE

Virchow's. — Archiv., 1863, t. xxvi et xxvii, 1876-1877, t. lxviii, p. 145, t. lxx, p. 40.

— Archiv. für Psychiatrie, 1876, t. vii, p. 235.

— Virchow's Archiv., 1887.

Rutimeyer. — T. xci, p. 3.

Letulle et Vaquez. — Soc. Biologie, 1870.

Marinesco et P. Blocq — Archives de Neurologie, 1870.

Simon et Philippe. — *Progrès Médical*, 1877.

Charcot. — *Progrès Médical*, 4 juin 1887, t. v, p. 453. Leçon cliniq.

— Nouvelle Iconographie de la Salpétrière, 1898.

— *Progrès Médical*, 29 avril 1884. Leçon clinique.

Brain. — 1878. Mackay.

— 1892.

Auscher. — Archives de Physiologie, 1893.

— Un cas de maladie de Friedreich, suivi d'autopsie. Bulletin de la Société de Biologie 1890, p. 475.

Brousse. — Thèse Montpellier 1887. De l'Ataxie héréditaire. Maladie de Friedreich.

Déjerine. — Thèse d'agrégation. Paris, 1886.

Soca. — Th. de Paris, 1888-89, n° 17.

Ribel. — Th. de Paris 1893-94.

Bonnus. — Th. de Paris 1897-98.

Philippe et Oberthur. — Revue Neurologique, 1901, p. 971.

Charcot. — *Gazette des hôpitaux*, 1887, n° 52, p. 413.

— Leçons du mardi, 1887-88. 12 leçons, p. 175 et 238.

Szczpiorsky. — Un cas d'Ataxie héréditaire. *Progrès Médical*, xiv, 28, 1886.

KOPTCHINSKI. — Ataxie héréditaire, Medycyne 1893, n⁰ˢ 1, 2, 3, 4.

KOPCZYNSKI. — Beztad dziedziczny czyli chorvba Friedreich'a. Napi-
sat Stanislan.

— Un cas d'Ataxie héréditaire. (Stanislaw Kopczynski. *Gazeta
Lekarska*).

PEVNITZKY. — Conférence sur la maladie de Friedreich. Revue de
neurologie et de psychologie expérimentale. Petersbourg,
4, 1902, p. 285.

DESCROIZILLES. — *Le Progrès Médical*, 10 juillet 1886, p. 570.

BOTKINE. — Un cas de maladie de Friedreich, *Revue Médicale*, 1885,
n⁰ 1, p. 32-38. (Mediz. Obozr.)

MAIRET et ARDIN-DELTEIL. — Hérédité. (Mémoires de l'Académie des
Sciences et Belles-Lettres). Montpellier, 1900.

CHARRIN et LÉRI. — *La Semaine Médicale*, 18 mars 1903.

www.ingramcontent.com/pod-product-compliance
Lightning Source LLC
Chambersburg PA
CBHW071455200326
41519CB00019B/5748